197614

COMMENT ÇA VA?

Les Adultes

LES ÉDITIONS QUEBECOR
une division du Groupe Quebecor inc.
4435, boul. des Grandes Prairies
Montréal (Québec)
H1R 3N4

Distribué par : Québec Livres

© 1991, Les Éditions Quebecor, Idéacom Inc.

Dépôt légal, 4ᵉ trimestre 1991
Bibliothèque nationale du Québec
Bibliothèque nationale du Canada
ISBN : 2-89089-861-X

Conception graphique : Ghislain Bussières
Photographe : Claude Michaud
Photographie de la page couverture :
        De gauche à droite, Johanne Salvail, infirmière,
        le Dʳ Alain Poirier, animateur de la série,
        le Dʳ Marie-Dominique Beaulieu et Marie-Ève
        Renaud, éducatrice physique: quatre des chroni-
        queurs de l'émission télévisée Comment ça va?
Illustrations de l'intérieur : Bizier et Bouchard
Rédaction : Monique Désy-Proulx
Révision : Dʳ Marie-Dominique Beaulieu, Guy Thibault,
        Ph.D., Luc Granger, Ph.D. et Sylvie Massariol
Correction d'épreuves : Huguette Lucas

Impression : Imprimerie l'Éclaireur

textes
Monique Désy-Proulx

COMMENT ÇA VA?

Les Adultes

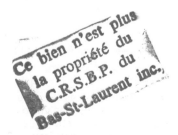
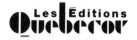
Les Éditions Quebecor

197612

PRÉFACE

C'est avec enthousiasme que j'ai accepté de participer à la révision scientifique de ce second livre de la trilogie *Comment ça va?*. Après *Comment ça va? Les Enfants*, voici *Comment ça va? Les Adultes*, qui sera suivi bientôt de *Comment ça va? L'Alimentation*.

Tout au long de cette lecture, j'ai vu défiler les trois premières années de *Comment ça va?*, l'émission : la première rencontre avec les producteurs de la série télévisée et fondateurs de la maison Idéacom (1973), Jacques Nadeau et Louise Viens, un dimanche enneigé de décembre 1987; la recherche des sujets, la révision des textes où même les respirations sont comptées; les premières expériences de tournage si différentes du contact individuel avec le patient dans mon bureau; parler à une caméra, recommencer maintes et maintes fois pour toutes sortes de raisons; mais aussi le plaisir de travailler avec une équipe de production. En somme, la chance de participer comme chroniqueur à la première émission télévisée qui se soit donné comme thème la santé et non la maladie.

Promouvoir la santé et de saines habitudes de vie, et présenter aux téléspectateurs et téléspectatrices une information de pointe, sous une facture dynamique et innovatrice, tels étaient, et sont encore, les objectifs de toute l'équipe de *Comment ça va?*. Car il s'agit bien d'un travail d'équipe : recherches scientifiques faites par les chroniqueurs et les chroniqueuses, support d'un comité scientifique, travail d'une équipe de rédaction et de production, refusant d'emblée toute approche conventionnelle au traitement du sujet.

Et ce fut une réussite : en moyenne trois quarts de million de spectateurs chaque semaine depuis trois ans! Mais bien qu'une image vaille mille mots, il n'était pas toujours possible de transmettre à l'intérieur d'une chronique toutes les informations glanées au cours d'une recherche. C'est ce que propose le livre *Comment ça va? Les Adultes*.

Cette publication sans prétention, mais conçue avec beaucoup de rigueur, reprend les chroniques les plus importantes des trois dernières années, en ajoutant un supplément d'information. La plupart de nos préoccupations d'adultes concernant la santé y sont traitées : du dépistage du cancer au choix de lunettes de soleil. En effet tout ce qui concerne la santé mérite d'être considéré. Mais l'approche n'est pas encyclopédique, loin de là!

Tout comme l'émission, le livre nous met en situation à travers les préoccupations de Geneviève et de ses collègues, habilement mis en scène par

PRÉFACE

Monique Désy-Proulx, qui a rédigé ce deuxième livre sans faire de concessions à la rigueur scientifique.

Il faut aussi souligner la participation à la révision de l'ouvrage de monsieur Guy Thibault, Ph.D., spécialiste en physiologie de l'exercice et conseiller en recherche à la direction des sports du ministère du Loisir, de la Chasse et de la Pêche du gouvernement du Québec et celle de monsieur Luc Granger, Ph.D., psychologue et directeur du Département de psychologie de l'Université de Montréal.

Nous les en remercions.

Bonne lecture à tous!

Marie-Dominique Beaulieu, M.D.

REMERCIEMENTS

De nombreuses personnes et organismes ont permis, à divers titres, qu'une série telle que *Comment ça va?* voit le jour et continue d'exister.

Notre reconnaissance va d'abord aux chroniqueurs et chroniqueuses recherchistes qui ont fourni les recherches pour la production de la série *Comment ça va?*. C'est de ces recherches que la rédactrice, Monique Désy-Proulx, s'est largement inspirée pour écrire le texte de *Comment ça va? Les Adultes*. Merci donc aux chroniqueurs et chroniqueuses recherchistes : Donald Allard, pharmacien; Marie-Dominique Beaulieu, M.D.; Lucie Beaupré, M.D.; Jean-François Chicoine, M.D. pédiatre; Gilles Delisle, psychologue; Louis Gagnon, M.D.; Pierre Marc Johnson; Hélène Laurendeau, diététiste; Jacques Moreau, psychologue; Danielle Perreault, M.D.; Alain Poirier, M.D.; Roger-Michel Poirier, psychiatre; Marie-Ève Renaud, éducatrice physique; Johanne Salvail, infirmière; Diane Vachon, chirurgienne-dentiste.

COMMENT ÇA VA?

Nous tenons aussi à exprimer notre gratitude envers le comité scientifique de *Comment ça va?* composé de : Alain Poirier, M.D.; Jean-François Chicoine, M.D. pédiatre; Pierre Ducharme, pharmacien; Daniel Gagnon, sécurité routière; Guy Gagnon, spécialiste de l'environnement; Luc Granger, psychologue; Brigitte Junius, C.P.M.Q.; Élaine J. Lacaille, B. Pharm.; Marielle Ledoux, diététiste, Ph.D. nutrition; Robert L'Heureux, dentiste; Danielle Marcoux, M.D.; Monique Michaud, dentiste; Marie-Josée Paquin, inf.; Gilles Pineau, M.D.; Claire Posen, spécialiste du troisième âge; Marie-France Raynault, M.D.; Johanne Sabourin, physiothérapeute; Sylvie Stachenko, M.D.; Guy Thibault, Ph.D. spécialiste en éducation physique.

Des remerciements aussi à la rédactrice en chef de la série, la journaliste Nicole Gravel, à Jean-François Chicoine, M.D., animateur des deux premières saisons et à l'équipe de scénaristes de la série *Comment ça va?*.

Par ailleurs, la série de télévision *Comment ça va?* n'aurait pu voir le jour sans la participation pécuniaire d'un partenariat d'entreprises publiques et privées : Gouvernement du Canada, Santé et Bien-être social, Secrétariat du Troisième Âge — Les aîné(e)s, Condition physique et Sport amateur; Gouvernement du Québec, Santé et Services sociaux, Société de l'assurance automobile du Québec; Corporation professionnelle des psychologues du Québec, Corporation professionnelle des physiothérapeutes du Québec, Corporation professionnelle des médecins du Québec, Ordre des dentistes du Québec, Ordre des pharmaciens du Québec, Ordre des infirmières et infirmiers du Québec; Les Supermarchés Provigo, L'Oréal, et la Société Radio-Canada.

Enfin, il faut souligner bien sûr l'excellent travail de l'auteure de *Comment ça va?* Les Adultes, Monique Désy-Proulx. Après avoir synthétisé la volumineuse documentation contenue dans les rapports de recherche et les scénarios, elle a su écrire une oeuvre originale tout en restant fidèle à l'esprit de la série. Un gros merci aussi à ceux qui ont révisé avec beaucoup de minutie le contenu de l'ouvrage : Marie-Dominique Beaulieu, M.D., Luc Granger, Ph.D. et Guy Thibault, Ph.D.

TABLE DES MATIÈRES

COMMENT ÇA VA?

TABLE DES MATIÈRES

COMMENT ÇA VA?

INTRODUCTION
Une entreprise sympathique

Tout le monde est affairé chez Maubourquette et Filles, une boîte de communications que Geneviève a mise sur pied il y a sept ans. Malgré sa jeune quarantaine, Geneviève est veuve depuis trois ans. Dans son entreprise, qu'elle a démarrée toute seule, elle peut maintenant compter sur cinq employés qu'elle apprécie beaucoup. On retrouve un graphiste, deux rédactrices, un administrateur-comptable et enfin, un réceptionniste, qu'elle a voulu de sexe masculin pour faire mentir les statistiques.

Michel, le graphiste, vient du Lac-Saint-Jean et n'a pas la langue dans sa poche. Il ne manque jamais une occasion d'affirmer une de ses théories et de taquiner sa collègue rédactrice, Régine, qui vient de Bretagne. C'est surtout elle qui conçoit dépliants et rapports, qui suggère slogans et campagnes. Qu'on le veuille ou non, tout le monde au bureau connaît la famille de Régine : elle parle constamment de ses soeurs et de sa mère, avec qui elle vit.

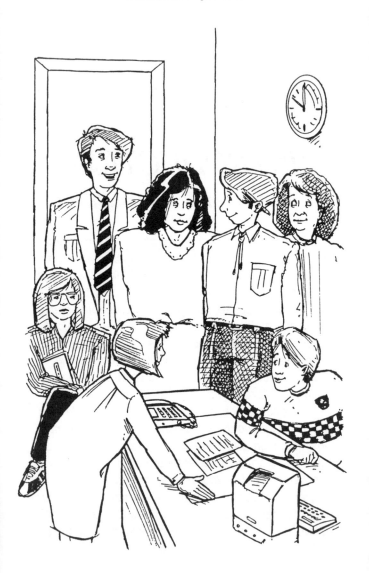

INTRODUCTION

Pour traduire en anglais les textes et les idées de Régine, on vient d'engager Deborah, une jeune femme de Toronto, qui ne s'est pas encore habituée à l'esprit moqueur et bavard de ses collègues.

Réjean est le secrétaire-réceptionniste. Les gens sont habituellement surpris de trouver un homme à ce poste, mais la gentillesse et la simplicité du jeune homme ont tôt fait d'enlever aux visiteurs leurs réserves. Quant à Robert, il cherche inlassablement à augmenter le chiffre d'affaires de sa patronne dont il est secrètement amoureux.

Mais on ne saurait décrire l'entreprise sans mentionner la tante de Geneviève, Daryelle, qui vient une fois ou deux par semaine porter des fleurs, offrir le café et demander à chacun s'il n'y a pas un service qu'elle pourrait rendre. Daryelle adore commenter les petits événements de la vie quotidienne et donner ici et là quelques conseils remplis de sagesse.

Tous l'adorent, avec sa longue chevelure rousse et ses délicieux cafés. Chaque fois qu'elle entre, on l'entend qui lance à la ronde : «Alors mes p'tits chéris, comment ça va aujourd'hui?»

CHAPITRE 1

Mauvaise nouvelle pour Geneviève...

En ce jeudi matin ensoleillé, la journée avait débuté comme à l'accoutumée. Il n'était pas bien tard quand tout le monde a entendu Geneviève, qui travaillait dans son bureau, lancer un cri et se mettre à pleurer. Comme il n'est pas dans ses habitudes d'être si démonstrative, les employés se sont tous regardés d'un air inquiet : «Il est sûrement arrivé quelque chose», a chuchoté Régine. «Tu as vraiment beaucoup d'intuition», lui a répondu Michel, cynique.

Quelques minutes plus tard, Geneviève quittait le bureau, après avoir expliqué à toute l'équipe qu'elle venait d'apprendre une terrible nouvelle : sa mère était atteinte d'un cancer. Quel choc!

LE CANCER DU SEIN:
L'AUTO-EXAMEN

«Moi, je fais tout ce que je peux pour éviter ce genre de surprise, dit Régine, bien attristée par la nouvelle. Bien sûr, on n'éliminera jamais la maladie, ça fait partie de la vie... mais on peut tout de même essayer de la prévenir! Nous autres les femmes, il y a des gestes qu'on devrait apprendre à faire de façon routinière. Par exemple, de nous examiner nous-mêmes les seins...»

Il est vrai que l'auto-examen des seins pourrait prévenir de nombreux malheurs. On en entend beaucoup parler, mais on le pratique encore trop peu, souvent parce qu'on ne sait pas très bien comment le faire. Certaines femmes négligent cet examen par seule crainte de trouver quelque chose d'anormal. Pourtant, ce geste simple permet d'éviter de bien mauvais moments.

Au Canada, 1 femme sur 12 souffrira au cours de sa vie du cancer du sein. Ce cancer tue 1 300 Québécoises par année. C'est beaucoup. Mais il est possible de dépister ce problème de façon précoce.

Il faut d'abord apprendre à connaître ses seins. Les seins sont constitués de tissus glandulaires. Au cours du mois, il se produit sans cesse des changements qui sont tout à fait normaux. Le fait de s'examiner de façon régulière évite de prendre ces changements pour des signaux alarmants.

Et puisque les seins changent au fil du mois, il est important de les examiner toujours le même jour, de préférence après les règles.

Votre médecin peut vous aider si vous n'êtes pas familiarisée avec la technique. À partir de quarante ans, chaque femme devrait se faire examiner par son médecin une fois par année.

LA MAMMOGRAPHIE

«Régine a bien raison, dit Michel soudain sérieux. Ma grand-mère préférée est morte d'un cancer généralisé qui avait commencé par un simple cancer du sein. Mais elle n'osait pas se faire examiner. Quand elle s'est décidée à consulter le médecin, il était bien trop tard; il n'a pu que constater que la maladie l'avait envahie... On peut dire qu'elle est morte à cause de sa pudeur!»

La grand-mère de Michel était d'un autre temps et on pourrait croire que les femmes d'aujourd'hui n'hésitent plus à se faire examiner régulièrement. Pourtant, certaines attendent encore pour passer les examens qui s'imposent et négligent ces petits gestes qui peuvent les sauver.

En plus de l'auto-examen mensuel et de l'examen médical annuel, il existe une autre méthode de dépistage : la mammographie. Il s'agit tout simplement d'une radiographie des seins. À partir de cinquante ans, on devrait passer une mammographie régulièrement. En subissant ces deux types d'examens, les femmes peuvent réduire de 30 p. cent la mortalité due au cancer du sein. Évidemment, si on a une inquiétude, si on découvre une bosse anormale, il n'y a pas d'âge pour subir une mammographie, même si on en a passé une quelques mois auparavant. Pour les femmes dont la mère ou la soeur a déjà eu un cancer du sein, surtout s'il est survenu avant la ménopause, on recommande même de commencer le dépistage dès l'âge de trente-cinq ans. Plus on est jeune, plus le cancer risque de progresser rapidement.

Par ailleurs, plus le cancer est dépisté tôt, plus on a de chances de le vaincre. Pour l'instant, on ne sait pas comment prévenir le cancer du sein. La mammographie est la seule méthode efficace de dépistage. En découvrant le problème assez tôt, on peut éviter l'ablation du sein et on empêche souvent la maladie de se généraliser jusqu'à devenir fatale.

La Suède, l'Angleterre, les Pays-Bas et quelques autres pays ont des programmes de détection systématique qui ont fait leurs preuves. Mais ce n'est pas le cas ici. Chacune doit assumer la responsabilité de faire faire son dépistage.

Voici le principe de cette technique : un faisceau de rayons traverse le sein et subit au passage des modifications. C'est l'image radiologique de ces modifications qui permet aux médecins de poser un diagnostic. Mais le sein est une glande qui répond plutôt mal à l'examen radiologique parce que ses composantes absorbent les radiations de façon très homogène. Cela est particulièrement vrai des seins des jeunes filles et des jeunes femmes qui sont très riches en tissus glandulaires. C'est pour cette raison que l'on ne conseille pas de mammographie de dépistage avant trente-cinq ans. Cependant, à partir de cet âge, la densité en glandes mammaires diminue et ce sont les graisses ou tissus adipeux qui les remplacent. Le tissu adipeux étant moins dense, cela permet le passage des rayons X de sorte que les images obtenues sont alors très nettes et le diagnostic, plus facile à poser. Ce phénomène est encore plus marqué après la cinquantaine, c'est-à-dire après la ménopause.

Les techniques radiologiques ont considérablement évolué depuis vingt ans. On en est arrivé à un compromis entre le maximum de qualité de l'image et le minimum d'irradiation pour la femme. Cette amélioration a été possible grâce au développement d'appareils radiologiques conçus spécialement pour les mammographies.

Avec ces appareils, la mammographie est souvent pratiquée en position debout. Le radiologiste procède au préalable à un examen clinique de façon à localiser toute anomalie. Pour obtenir une image adéquate, la glande mammaire doit être aplatie le plus possible; c'est pourquoi on comprime le sein, ce qui est parfois douloureux, surtout lorsque les seins sont volumineux. Cet examen dure en moyenne dix minutes.

De plus, rien ne sert de craindre les radiations. On sait maintenant qu'elles sont très faibles et que la petite quantité qui émane de l'appareil n'a aucun effet néfaste. Chaque cliché, dans une mammographie, génère 300 millirads, c'est-à-dire 300 millièmes de 1 rad. Cela représente une quantité infime quand on sait que les effets nocifs de la radiation ne surviennent qu'à partir d'une dose de 100 rads!

LE CANCER DU COL

Deborah est silencieuse depuis le matin. D'habitude, le ton n'est pas aussi sérieux dans le bureau. Elle profite donc du calme de ce moment pour s'introduire dans la conversation. «Moi, c'est ma soeur qui a été touchée par le cancer, dit-elle. Pourtant elle a à peine trente ans! On a découvert l'an dernier qu'elle avait un début de cancer du col de l'utérus...»

De plus en plus de jeunes femmes de moins de trente-cinq ans sont atteintes de cette forme de cancer. Et on sait maintenant dans quelles conditions il apparaît : il existe un lien entre les habitudes de vie et la maladie. Depuis des décennies, on avait remarqué que seules les femmes sexuellement actives en étaient atteintes et que le risque augmentait avec le nombre de partenaires sexuels. En effet, le cancer du col, ça fait penser à une MTS, sans en être une. Ce n'est pas une maladie qui s'attrape par contact sexuel, mais le virus, enfin découvert, qui cause le cancer du col, s'attrape, quant à lui, par contact sexuel!

C'est ce qui explique que plus une femme *ou son conjoint* a eu de partenaires sexuels, plus elle risque d'avoir été en contact avec le virus, comme c'est le cas pour une maladie vénérienne.

En fait, ce virus est un élément essentiel au développement du cancer du col, mais il ne suffit pas à le déclencher. Il faut que d'autres facteurs soient présents pour que la maladie s'installe. Deux de ces cofacteurs sont le tabac et une mauvaise alimentation. On a constaté en effet que les fumeuses doublent les risques d'être atteintes d'un cancer du col. Et c'est pire encore si elles ne mangent pas beaucoup de fruits et de légumes.

Mais heureusement, on peut dépister très tôt le cancer du col, par le test PAP, qu'on appelle aussi «cytologie vaginale». C'est un prélèvement très simple qui se fait dans le bureau du médecin et qui permet d'identifier les cellules précancéreuses. C'est là le premier gage de guérison. Mais il faut le faire une fois par année.

SOUS LE SOLEIL... EXACTEMENT!

«Oh! vous n'êtes pas très rigolo avec vos histoires de cancer! s'exclame tout à coup Réjean, qui, jusqu'ici, écoutait en silence. S'il fallait suivre toutes vos recommandations, on ne vivrait plus. La dernière nouveauté, c'est qu'il faudrait fuir le soleil et rester blanc comme des draps!»

Le soleil, c'est bon pour le moral. Mais pas pour la peau! Le soleil peut infliger des brûlures à la peau, dont elle se souviendra encore quelque vingt ou trente ans plus tard. De plus, les rayons ultraviolets ont des effets tardifs, qui sont le résultat d'expositions immodérées et répétées au long des années. On constate alors une flétrissure prématurée de la peau : elle se dessèche, se plisse et prend vingt ans trop tôt une apparence lézardée! Et dans certains cas, elle est devenue le siège d'un cancer!

Pour éviter ces problèmes, il ne s'agit pas de *fuir* le soleil. Il faut plutôt y aller modérément et prendre le temps d'appliquer un filtre solaire efficace, une demi-heure avant l'exposition. Bien sûr, il vaut mieux s'abstenir entre 11 h et 14 h, quand le soleil est à son zénith, et éviter les expositions prolongées. À cause des conditions climatiques qui ont tellement changé ces dernières années, il n'est plus vraiment possible de faire autrement : l'astre du jour est un

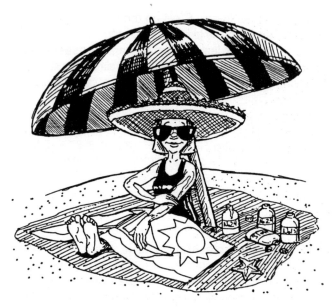

peu devenu l'ennemi. Il est donc recommandé, quand on s'expose au soleil, d'enduire sa peau de crème solaire et de porter des vêtements protecteurs : chapeau, visière, t-shirt. Il y en a de si jolis... pourquoi s'en passer?

Avant d'utiliser une crème solaire, il faut vérifier le facteur de protection solaire (FPS). Ce facteur indique à quel point la crème filtre les rayons du soleil : plus le chiffre est élevé, plus la protection est efficace. À titre d'exemple, disons qu'un facteur de protection n° 8 permet de rester huit fois plus longtemps au soleil avant de brûler. Pour assurer à la peau une protection optimale, les dermatologues recommandent d'utiliser un FPS n° 15 et de rappliquer le filtre solaire après la baignade, à moins d'utiliser une crème imperméable.

Les faux soleils qu'on retrouve dans les salons de bronzage sont aussi nuisibles, sinon plus! Toutes les associations de dermatologues déconseillent de soumettre la peau aux rayons ultraviolets des lampes à bronzer, ces rayons étant encore plus pénétrants que ceux de mère Nature! Et le bronzage ainsi obtenu ne protège pas contre les coups de soleil.

De toute façon, la mode est au teint pâle...

Comment se produit le cancer de la peau

La peau, lorsqu'elle est agressée de façon répétée, se défend à sa façon. En premier lieu, elle s'épaissit. C'est pourquoi les gens qui travaillent en plein air n'ont pas seulement une peau basanée, mais aussi rugueuse, épaisse et sèche. Ces dommages sont cumulatifs et irréversibles. Ils se traduisent avec le temps par une perte d'élasticité de la peau et par l'apparition de rides.

Par ailleurs, la mélanine, une substance présente dans l'épiderme, a pour rôle d'absorber les rayons ultraviolets afin de les empêcher d'entrer plus profondément dans la peau. Mais la mélanine ne peut pas tout absorber, d'autant plus qu'elle n'est pas toujours très abondante, par exemple chez ceux dont la peau est claire. Dans ce cas, elle ne peut évidemment suffire à assurer une protection adéquate. Quand les rayons ont bombardé longtemps et profondément la peau, des cellules se brisent. La nature a bien pensé les choses puisqu'il existe un mécanisme qui répare automatiquement ces cellules brisées. Pourtant, à l'occasion, même le mécanisme d'autoréparation flanche et les cellules restent endommagées. C'est alors qu'apparaît le cancer de la peau.

À cause de différents facteurs reliés à l'écologie et à la mode, les cancers de la peau se sont multipliés à une vitesse effarante depuis soixante ans. En 1930, on considérait que 1 personne sur 1 500 pouvait avoir un mélanome malin, le cancer de peau le plus grave. En 1985, ces probabilités sont passées à 1 personne sur 150. À ce rythme, on croit qu'avant la fin du présent siècle, 1 personne sur 50 sera affligée de ce mal!

LES GRAINS DE BEAUTÉ

«Comme ça, dit Réjean, notre peau bronze pour nous protéger du cancer. La mélamine, c'est une sorte de médicament naturel qui nous rend beau...» «Mélanine, Réjean, pas mélamine! répond Régine. La mélamine, ça sert à fabriquer des meubles! Et puis, quand t'as la peau toute plissée par le soleil et des rides vingt ans avant le temps, t'es pas nécessairement beau!»

Il est vrai que le fait d'avoir une peau saine est un des grands secrets de la beauté. Et une exposition trop prolongée au soleil empêche la peau d'être en santé. Pourtant, la mélanine est responsable d'un élément depuis longtemps synonyme de charme et de féminité. Il s'agit des grains de beauté, qui sont en fait un amas de cellules contenant de la mélanine. C'est pourquoi ces «décorations» sont plus foncées que le reste de la peau.

Les grains de beauté apparaissent généralement pendant l'enfance. Ils peuvent aussi se manifester à la puberté ou pendant une grossesse. Qu'ils soient plats ou en relief, beiges, bruns ou noirs, la plupart du temps, ils resteront comme ils sont, sans jamais causer de problèmes. Au besoin, on peut facilement les enlever, sans douleur, en quelques minutes. Toutefois, il faut être vigilant quand un grain de beauté change d'aspect rapidement. Par exemple, s'il grossit, s'il change de couleur, s'il devient douloureux, ou s'il saigne légèrement, il faut consulter un dermatologue : il pourrait alors s'agir d'un mélanome, une forme rare de cancer qui s'apparente aux grains de beauté.

LE CANCER DES TESTICULES

Robert vient de sortir de son bureau, d'où il a entendu les autres causer. «À vous entendre, on croirait que le cancer, c'est une affaire de femmes! Mais malheureusement, c'est pas le cas. Et parmi les hommes, il y en a même de très jeunes qui sont aux prises avec cette fichue maladie. On m'a dit que le cancer des testicules était la troisième cause de décès chez les hommes de moins de trente-quatre ans!»

Depuis quelques années, on a eu droit à de nombreuses campagnes de sensibilisation qui parlaient de l'importance de détecter le plus tôt possible le cancer. On sait désormais que c'est ainsi que l'on s'assure des plus grandes chances de guérison. Mais dans toutes ces campagnes, il est surtout question des femmes. Ainsi, on a souligné l'importance de l'auto-examen des seins, mais on a peu parlé de la détection des tumeurs malignes dans les testicules.

Il est vrai que, contrairement au cancer du sein, le cancer des testicules est peu fréquent : on dénombre chaque année 3 nouveaux cas pour 100 000 hommes. Mais Robert a raison : ces quelques cas se retrouvent le plus souvent chez les moins de trente-quatre ans!

Les premiers signes

La plupart des hommes atteints de cette maladie ne ressentent aucune douleur. La tumeur grossit à l'intérieur du testicule, ce qui en fait augmenter le volume et le poids; tout ce que l'homme sent, c'est une lourdeur dans l'aine ou dans le testicule.

Vient un moment où il découvre une masse en faisant sa toilette ou lors d'une relation sexuelle. Cette masse n'étant pas douloureuse, il tarde généralement à consulter (la timidité est trop souvent la cause de ce retard). Il arrive aussi qu'il en fasse la découverte après avoir reçu un coup; il attribuera alors l'enflure à ce coup.

Exceptionnellement, une douleur survient et amène le patient à consulter plus rapidement.

Comment procéder pour l'auto-examen

L'examen vise à vérifier l'état des glandes qui sont à l'intérieur du scrotum. Cela est particulièrement important pour les hommes qui ont entre quinze et trente-quatre ans, la période la plus propice au développement des tumeurs testiculaires.

Pour bien faire, il faut examiner les testicules une fois par mois. On choisit une date facile à retenir, comme le premier jour du mois. Le meilleur moment? Après un bain ou une douche à l'eau tiède; la peau du scrotum étant alors relâchée, il est plus facile de découvrir la présence d'anomalies.

Pour chaque testicule, il faut utiliser les deux mains. On place les pouces au sommet du testicule, l'index et le majeur en dessous. Il suffit alors de faire rouler le testicule doucement, mais fermement, entre les pouces et les autres doigts. Au toucher, la surface devrait être lisse. Le fait de sentir de petites bosses doit inciter à prendre un rendez-vous chez le médecin. La plupart des masses apparaissent sur le côté, mais quelques-unes surgissent parfois à l'avant. Il importe aussi de faire part au médecin de toute enflure ou malaise dans cette région.

Il arrive que les hommes se demandent s'il existe un danger à faire ce test, mais leur peur n'est pas fondée.

Prévention

Il semble impossible de prévenir les tumeurs testiculaires. La seule chose qui soit sûre, c'est que ce cancer survient beaucoup plus souvent chez ceux dont les testicules ne sont pas «descendus», c'est-à-dire qu'ils n'ont pas pris place dans le scrotum au cours de l'enfance. Il y aurait alors 50 fois plus de dangers qu'une tumeur maligne se développe. C'est pourquoi une chirurgie s'impose quand on découvre chez un enfant qu'un testicule est «mal placé».

Mais par-dessus tout, il faut savoir que les traitements modernes de chimiothérapie permettent d'atteindre de très hauts taux de guérison. On parle de 60 à 90 p. cent de réussite. Pourquoi alors hésiter à consulter le médecin quand on est inquiet?

CHIMIOTHÉRAPIE ET RADIOTHÉRAPIE

Daryelle est arrivée depuis quelques instants avec son bouquet de fleurs hebdomadaire. Dès qu'elle comprend qu'il est question de cancer, elle s'exclame : «Oh non! ne me parlez pas de cette satanée maladie qui me fait tellement peur. Quand ils s'aperçoivent qu'on est atteint, ils veulent nous faire souffrir encore plus avec des traitements de chimiothérapie et de je-ne-sais-quoi-encore! Que Dieu m'épargne, s'il vous plaît!»

Plusieurs personnes réagissent comme Daryelle. Souvent, quand le médecin annonce à un patient qu'il est atteint du cancer, ce dernier sent que tout s'écroule autour de lui; certains croient que c'est automatiquement la fin. Il existe pourtant un traitement pour lutter contre cette maladie, mais plusieurs de ceux qui doivent en faire l'essai le perçoivent comme un véritable poison. Ils en arrivent même à croire que le traitement est pire que la maladie elle-même!

Cette attitude tient en grande partie à des préjugés. La chimiothérapie est une cure qui permet de soigner et souvent de guérir le cancer grâce à des agents chimiques. On a commencé à utiliser cette technique dans les années 40. Depuis, plus de trente nouveaux médicaments ont été mis au point dans la lutte contre le cancer.

Qu'est-ce qu'une tumeur cancéreuse?

Normalement, les cellules humaines naissent et meurent, ce qui crée un équilibre. Dans le cas d'un cancer, les cellules se multiplient de façon inadéquate, s'accumulent et viennent à former un amas de tissus qu'on appelle «tumeur» ou «néoplasie». Les tumeurs continuent de grossir sans arrêt et, parfois, «voyagent» par le sang à travers le corps. C'est ainsi qu'elles envahissent différents organes. On parle alors de métastases. Selon le type de cancer, elles se répandent de façon plus ou moins énergique et rapide.

Chimiothérapie

Avec la chimiothérapie, on choisit l'un ou l'autre des agents disponibles en fonction du type de cancer et de la sensibilité de la tumeur aux divers agents. Parfois, le traitement vise à guérir complètement. Dans certains types de cancer, il n'est utilisé que pour calmer la douleur; on tentera par exemple de réduire la taille d'une tumeur qui fait souffrir.

Pour appliquer le traitement, on détermine un horaire en fonction de la vitesse à laquelle les cellules se multiplient, ce qui change selon le type de cancer. Certains exigent un traitement deux semaines sur quatre; d'autres, toutes les trois semaines. Chaque traitement tuant une fraction de cellules à la fois, il faut toujours agir par doses répétées.

Le médicament peut être administré en comprimés, par injection dans les veines ou par voie intramusculaire. Ce qui compte, c'est que le médicament se rende à la tumeur.

En général ce qui fait le plus peur, c'est la perte des cheveux et les vomissements qui comptent souvent parmi les effets secondaires du traitement. Mais il faut savoir que ce ne sont pas tous les agents chimiques qui produisent de tels effets. Lorsque la perte des cheveux se produit, c'est que le médicament, en empêchant la prolifération des cellules cancéreuses, empêche aussi la division des cellules qui se multiplient le plus rapidement, comme les follicules des cheveux. Le fait de perdre ses cheveux déprime à peu près tout le monde, mais la repousse a souvent lieu avant même la fin des traitements. Ce serait bête de se passer d'une telle thérapeutique à cause d'un inconvénient si passager!

En ce qui concerne les vomissements, ils sont dus au fait que le traitement occasionne souvent une stimulation dans le cerveau, justement là où est placé le centre du vomissement. Mais on utilise maintenant un anti-émétique (antinausée) qui permet chez la plupart des malades de maîtriser tout à fait ce désagréable symptôme.

Radiothérapie

Il existe deux types de radiothérapie : l'une fait appel aux rayons X; l'autre, à des matières comme le radium ou le cobalt, qui émettent aussi des radiations. Dans les deux cas, on vise à détruire localement les composantes de la tumeur. Quand il s'agit de rayons X, les radiations sont beaucoup plus puissantes que celles émises lors d'une radiographie ordinaire.

L'inconvénient avec cette technique, c'est que les rayons destructeurs traversent des tissus et des structures saines avant d'atteindre la tumeur. Le traitement doit donc être extrêmement précis pour minimiser les dommages faits à ces cellules saines. Le choix d'un type de rayon est fait en fonction de la tumeur : certaines sont en effet plus sensibles au cobalt; d'autres, au radium; d'autres encore, aux rayons X.

Comme la chimiothérapie, la radiothérapie engendre, elle aussi, des effets secondaires. Parmi les effets immédiats, on remarque le plus souvent des rougeurs à la peau, une inflammation de l'oesophage, si les rayons sont dirigés sur le thorax, et un ralentissement de la formation de cellules sanguines. Parmi les effets tardifs, on note que les tissus deviennent fibreux à cause des dommages faits aux vaisseaux sanguins lors de la radiation.

Heureusement, les nouveaux appareils de radiologie permettent de mieux voir la tumeur durant le traitement, ce qui a pour conséquence de diminuer les effets secondaires négatifs de la radiothérapie.

On choisit souvent une thérapie qui associe les deux traitements : chimio et radio. L'association des deux techniques permet d'utiliser des doses raisonnables de chaque substance. On minimise ainsi les effets secondaires tout en maximisant la destruction totale de la tumeur.

On peut dire que chaque cas est à peu près unique. Par conséquent, inutile de prendre ses informations chez le voisin! Quand une personne doit faire face au problème du cancer, l'idéal est qu'elle prenne en note chacun de ses sujets d'inquiétude.

Ainsi, lors de sa visite chez le médecin, elle pourra en parler librement et surtout, calmement.

L'ACUPUNCTURE

«Moi j'ai hâte que les médecins comprennent qu'ils pourraient utiliser l'acupuncture quand vient le temps de soulager la douleur. Les Chinois ont compris ça depuis des milliers d'années, affirme Michel avec conviction. Même dans des cas de cancer avancé, l'acupuncture pourrait aider à calmer la souffrance, j'suis convaincu de ça.»

Il est vrai que l'acupuncture peut largement servir dans le traitement de la douleur. Mais ici, en Amérique du Nord, on commence à peine à utiliser cette technique, pourtant très ancienne.

L'acupuncture a fait son entrée par la porte de service au Québec, c'est-à-dire par le biais de particuliers formés à l'étranger, parfois de façon sérieuse et parfois de façon plutôt artisanale. L'acupuncture éveillait la méfiance des gens qui se demandaient s'il ne s'agissait pas, encore une fois, d'une invention de guérisseur en mal d'argent. Peu à peu cependant, on a reconnu que des milliers de Québécois et de Québécoises y avaient recours chaque année et que les acupuncteurs n'étaient pas tous des charlatans.

À Montréal, un hôpital a fait figure de pionnier dans ce domaine en utilisant l'acupuncture comme technique d'anesthésie. En fait, c'est grâce à l'intérêt et aux efforts d'un de ses médecins que l'hôpital Saint-Luc a décidé, il y a quelques années, de mettre à la disposition des patients cette approche thérapeutique, lors de certaines interventions bien précises. Après être allé en France suivre une formation en acupuncture, le docteur Luc Germain est revenu au Québec pour mettre en application ce qu'il avait appris là-bas. Depuis ce temps, l'hôpital offre la possibilité d'utiliser des techniques d'acupuncture dans deux sortes de cas : l'anesthésie et le traitement des douleurs chroniques.

L'anesthésie

En anesthésie, on utilise l'acupuncture pour éviter au patient toute sensation de douleur au moment d'une intervention chirurgicale. En général, on emploie cette technique dans des opérations comme une mastectomie partielle, une réduction de fracture, une chirurgie de l'oesophage et divers autres types d'intervention. Ce sont là des interventions mineures.

Pour le milieu médical, l'utilisation de l'acupuncture en anesthésie présente un intérêt certain; cela permet au médecin de mieux connaître le fonctionnement de la douleur et de son blocage. De plus, elle s'avère particulièrement utile dans les cas où l'anesthésie médicamenteuse est risquée (personnes bronchitiques, souffrant d'insuffisance cardiaque ou rénale).

Par ailleurs, l'utilisation de l'acupuncture demande une participation un peu différente de l'équipe médicale. L'anesthésiste doit être plus présent lors de l'intervention; le chirurgien doit agir plus lentement et avec plus de délicatesse.

Toutefois, le docteur Germain souligne que l'acupuncture a le défaut d'exiger trop de temps.

COMMENT ÇA VA?

D'abord, il faut au moins 30 minutes avant que l'endormissement ne survienne, ce qui est long dans notre contexte. Ensuite, contrairement à ce qui se passe avec l'anesthésie générale, le patient est conscient pendant toute la durée de l'intervention; il garde donc une certaine mobilité et ses muscles restent tendus. À l'occasion, la personne peut parler; on en a même vu certains demander à manger. Il arrive que l'opéré ait conscience des manipulations (même si elles lui sont cachées par un rideau), sans toutefois ressentir de douleurs. La sensibilité au froid, à la chaleur et à la pression restent les mêmes qu'à l'état de veille. C'est dire à quel point cette technique demande beaucoup d'attention de la part de l'anesthésiste, qui doit agir de manière à rassurer le patient et à le détendre!

Au besoin, on utilise des médicaments analgésiques d'appoint. Mais la quantité requise est alors beaucoup moindre que si l'on n'avait pas recours à l'acupuncture.

Comment pourrait-on comparer l'anesthésie médicamenteuse et l'acupuncture? Disons pour commencer que l'utilisation des médicaments en anesthésie produit un relâchement de tous les muscles et provoque l'inconscience.

L'acupuncture agit au contraire par stimulation; les aiguilles sont chargées de courant électrique, ce qui provoque un certain endormissement. L'application de ces aiguilles dans certains points du corps provoque deux réactions : d'abord, la sensation de la douleur est bloquée dans la moelle; ensuite, des calmants naturels — qu'on appelle endorphines — sont immédiatement sécrétés. Cette analgésie est locale, c'est pourquoi le patient est éveillé et certaines parties de son corps restent sensibles.

Le grand avantage pour le patient, c'est de ne pas avoir à subir les effets secondaires de l'anesthésie médicamenteuse.

Toutefois, pour vraiment bénéficier de cette technique, les patients doivent être préparés à l'avance. Souvent, la perspective d'une intervention chirurgicale rend les gens nerveux et nombreux sont ceux qui veulent éviter à tout prix une tension supplémentaire.

Le traitement de la douleur

L'acupuncture est aussi une excellente technique pour soulager la douleur. Cependant, le défi est alors totalement différent. En anesthésie, la technique est vraiment au point, mais dans le traitement de la douleur, la victoire n'est jamais acquise. On utilise souvent l'acupuncture chez des gens qui souffrent de façon chronique et après avoir constaté qu'aucun autre traitement ne les soulageait. Les résultats ne sont pas garantis; mais il arrive que la réponse soit excellente.

LA MALADIE D'ALZHEIMER

«Oh! vous savez, au moins le cancer c'est une maladie qui laisse l'âme intacte, déclare Régine sur le ton de quelqu'un qui en a long à dire. C'est pas comme la maladie d'Alzheimer, qui transforme les gens de façon sournoise. Moi j'ai vu mon père atteint et je ne le reconnaissais plus. Il n'était plus mon père et moi, je n'étais plus sa fille. Ça, c'est triste!»

COMMENT ÇA VA?

Il est vrai que c'est difficile de voir un de ses proches atteint de la maladie d'Alzheimer. Tout à coup, on ne le reconnaît plus, on ne sait même plus comment se comporter avec lui. Et c'est difficile aussi pour la personne qui est malade. Au début, elle se rend bien compte qu'elle n'est plus tout à fait elle-même, qu'elle devient de plus en plus dépendante et vulnérable.

Comment peut-on l'aider? D'abord en lui montrant qu'on l'aime toujours et, surtout, en préservant sa fierté et sa dignité. Il est bon d'établir une routine et d'encourager la personne à suivre un horaire régulier. En effet, puisqu'elle perd la mémoire, le fait d'exécuter toujours les mêmes choses, aux mêmes heures et de la même façon est rassurant pour elle. D'ailleurs les changements lui font souvent peur. Un rien peut devenir une menace. Elle a alors besoin d'être réconfortée par un geste ou par des paroles affectueuses. Souvent, la personne atteinte se retrouve dans un monde étranger. Elle ne comprend plus ce qui l'entoure et ce qui lui arrive. Alors, malgré toute l'affection de son entourage, elle se met en colère. Dans ces circonstances, il faut éviter de perdre son calme, même si la situation s'avère frustrante et ingrate.

Les gens qui entourent de leurs soins une personne atteinte de la maladie d'Alzheimer sont souvent très affectés par ces réactions. Il arrive un moment où ils n'en peuvent plus. Ils se sentent alors coupables et se demandent s'ils auraient pu faire mieux. La réalité, c'est qu'il y en a trop à supporter pour une seule personne. En pareilles circonstances, il faut demander l'aide de groupes de soutien qui peuvent prendre la relève. C'est seulement ainsi que l'on peut trouver la force de continuer et de partager le poids de ces journées qui semblent souvent durer au moins 36 heures!

ASPIRINE OU ACÉTAMINOPHÈNE?

«Faudrait demander aux Chinois comment ils soignent la maladie d'Alzheimer, s'interroge Michel, toujours à l'affût des trouvailles orientales. Ils ont peut-être imaginé une solution. Qui sait? Ils ont tout inventé, ces bons vieux Chinois! Et pas seulement l'acupuncture, croyez-moi. Deux mille ans avant Jésus-Christ, ils avaient déjà pensé à l'aspirine... Oui, oui, je vous le jure! Ils faisaient bouillir de l'écorce de saule pour obtenir la substance que nos braves chercheurs ont découvert des milliers et des milliers d'années plus tard!»

C'est vrai. Les Chinois connaissaient l'aspirine bien avant que nous découvrions les vertus innombrables de ce médicament passe-partout. L'aspirine est une substance qui peut rendre de nombreux services; toutefois, on sait maintenant qu'il faut quand même s'en méfier dans certaines circonstances.

En effet, on s'est aperçu que ce médicament avait plusieurs effets secondaires : saignements chez des personnes prédisposées, réactions néfastes chez les enfants atteints de varicelle ou de grippe, irritations de l'estomac et même réactions allergiques chez les asthmatiques.

C'est pourquoi, tranquillement, l'aspirine se fait déloger par l'acétaminophène, mieux connue sous des noms de commerce comme *Tempra*, *Tylenol* ou *Atasol*.

COMMENT ÇA VA?

L'acétaminophène semble engendrer moins d'effets secondaires que l'aspirine, mais l'une comme l'autre ont des contre-indications. Quand vient le temps d'utiliser un médicament contre les maux de tête, l'aspirine et l'acétaminophène sont aussi efficaces l'une que l'autre. Cependant, il est préférable d'utiliser l'acétaminophène, qui a moins d'effets secondaires. Il en est de même quand il faut lutter contre la fièvre : les deux sont utiles mais on favorise l'acétaminophène, que l'on peut se procurer sous forme liquide, ce qui est pratique avec les enfants.

Par ailleurs, quand il s'agit de soulager des douleurs musculaires ou articulaires, comme dans des cas d'arthrite ou d'entorses, l'aspirine est recommandée, puisqu'elle agit contre l'inflammation, de manière beaucoup plus efficace que l'acétaminophène. On peut aussi l'utiliser pour diminuer la douleur causée par un gros coup de soleil.

L'acétaminophène n'est répandue que depuis les années 70. Tous les risques rattachés à cette substance ne sont pas encore connus. On sait qu'elle peut causer des dommages au foie lorsqu'elle est prise en trop grande quantité. Par conséquent, il faut en prendre avec précaution, sans dépasser les doses recommandées.

L'aspirine et l'acétaminophène sont des médicaments très pratiques, mais il arrive qu'ils comportent plus d'inconvénients que d'avantages. Il est toujours préférable de consulter un médecin avant d'en consommer de façon régulière.

LES ANTIBIOTIQUES

«Moi, dit Réjean, je n'utilise ni aspirine, ni acétaminophène. C'est pas compliqué, je prends jamais de médicaments! La seule bouteille de pilules que j'ai chez moi, c'est une bouteille d'antibiotiques qui m'a été prescrite il y a des années, quand j'ai fait une grosse amygdalite. Je les garde, au cas où...»

Réjean ferait mieux de jeter sa bouteille de pilules à la poubelle. D'abord elles ne sont plus utilisables, car leur date d'échéance est passée. Ensuite, dans le cas d'une nouvelle infection, il ne faudrait surtout pas que Réjean utilise ces médicaments : ils ont été prescrits pour une autre circonstance. Chaque cas demande à être analysé en fonction de l'âge, du poids et de l'infection elle-même. C'est d'ailleurs pourquoi Réjean aurait dû prendre toute la dose qui lui avait été alors prescrite. En effet, une dose d'antibiotiques doit *toujours* être prise au complet, sinon, ce sont les bactéries qui ont raison de nous...

Nous sommes entourés de milliards de bactéries et de virus. Heureusement, ces microbes ne sont pas tous dangereux. Certains d'entre eux sont toutefois responsables de maladies infectieuses comme la grippe, la rougeole, les sinusites ou les maladies vénériennes. Dans la majorité des cas, il n'y a pas de médicament actif contre les virus qui envahissent notre organisme. Mais pour les bactéries, c'est différent. Quand l'une de ces petites bêtes passe à l'attaque, on a la possibilité de se défendre en allant chercher de l'aide sous forme d'antibiotiques.

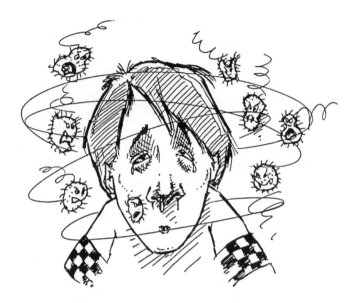

L'antibiotique, c'est un médicament toxique pour les bactéries. Cependant, la guérison n'est pas instantanée. Pour se débarrasser vraiment d'une infection, il faut s'assurer que toutes les bactéries en cause ont été éliminées. Sinon, celles qui ont été épargnées par le médicament deviennent immunisées et en ressortent plus fortes! C'est comme si on arrosait un incendie, mais qu'on arrêtait dès qu'on ne voyait plus de flammes : le feu couverait et reprendrait assez vite, plus vigoureux que la première fois.

Alors, même si on se sent mieux, il est très important de suivre le traitement jusqu'au bout, faute de quoi on risque d'avoir une rechute plus difficile à traiter.

Certains hésitent à prendre des antibiotiques parce qu'ils craignent d'affaiblir leur système. Mais ils peuvent se rassurer! Le corps humain fabrique des milliards de micro-organismes. Un médicament destiné à éliminer un type précis de bactéries ne détruit sur son passage qu'une partie très limitée de ces micro-organismes. Par conséquent, le système immunitaire n'est pas attaqué de façon sensible.

Par contre, il peut arriver qu'en détruisant certaines bactéries, on provoque un déséquilibre temporaire, comme il arrive souvent dans la flore intestinale ou vaginale, ce qui peut causer des effets secondaires telles les diarrhées ou les vaginites.

Un antibiotique, ce n'est donc pas une potion magique. C'est un médicament extraordinaire, mais qu'on ne prend que sur prescription; c'est un traitement très efficace, si on le suit jusqu'au bout.

COCAÏNE... S'ABSTENIR!

Daryelle semble abasourdie. «Tu vois mon Réjean : t'as une bouteille de pilules et c'est une de trop! Un médicament, c'est une drogue. Et les drogues, on devrait fuir ça comme la peste. Sur le coup, on pense que ça fait du bien, mais en dedans, ça détruit. Et c'est vrai aussi bien avec l'aspirine qu'avec la cocaïne...»

Au cours des années 20, une chanson est devenue célèbre en parlant des méfaits de la cocaïne, qui était alors très à la mode dans les milieux de la prostitution...

Cocaïne, c'est toi qui me prends
Cocaïne, je t'ai dans le sang

COMMENT ÇA VA?

*Tu me mines, c'est plus fort que moi
Cocaïne, je n'aime que toi...*

Dans cette chanson, la dame sait ce qui l'attend au bout de son voyage au pays de la drogue: «Rongée, ruinée par ce blanc venin devenu mon seul maître, ce sera l'asile parmi les débiles, parmi les fous, les déshérités...» Elle connaît le triste sort qui l'attend, mais n'en garde pas moins son habitude destructrice. Et c'est malheureusement le cas d'un grand nombre de ceux qui consomment de la cocaïne.

Une personne sur quatre qui essaie la cocaïne en restera dépendante. Il n'existe aucune façon de déterminer à l'avance qui sera capable de s'en passer et qui en restera dépendant physiquement et psychologiquement. On sait qu'un rat de laboratoire habitué à la cocaïne pourra se laisser mourir, refusant de manger et même de boire, afin d'obtenir sa dose. Dans une expérience de laboratoire, on a vu un rat appuyer jusqu'à 10 000 fois sur un levier pour obtenir une seule ration de la fameuse poudre blanche!

Pourtant, il arrive souvent que les cocaïnomanes aient l'air de mener une vie sans problème. Les médecins qui les reçoivent en consultation le savent: ces patients leur racontent souvent leur vie bien sympathique, bien ordonnée, qui n'a rien à voir avec l'image du drogué miséreux, malade, voleur ou délinquant... Ce sont des gens ordinaires, des cols blancs, des professionnels, du monde comme on en croise tous les jours. Et ce n'est que pour essayer qu'ils ont commencé, juste pour voir ce que ça faisait!

Quand ils essaient d'arrêter, ils se rendent souvent compte qu'ils en sont incapables parce que ça les rend malades sur le plan physique. Alors ils en reprennent s'ils ont de l'argent; et ils commencent à penser que leur unique plaisir se trouve dans la prochaine dose. À ce moment-là, ils sont vraiment malades sur le plan psychique. Ils en oublient leurs amis et commencent à brûler beaucoup d'argent.

On savait déjà que l'héroïne faisait des ravages de ce genre. Par contre, bien des gens croient que la cocaïne est moins dommageable. Pourtant, son usage répété se caractérise par de l'agitation, de l'insomnie, une irritabilité extrême, une perte de poids et jusqu'à des comportements violents et des hallucinations qui peuvent aboutir à un état de psychose. Une sorte de délire de persécution. Et comme l'héroïne, la cocaïne peut tuer en une seule dose, même si elle est prise par le nez!

Les enquêtes les plus récentes démontrent que depuis quelques années le taux de consommation de l'alcool et des drogues s'est en général stabilisé; même la popularité de la marijuana a diminué de 30 p. cent pendant les trois dernières années parmi les jeunes dans la vingtaine. Mais ces chiffres rassurants n'éliminent pas le fait qu'il existe une substance dont la popularité augmente sans cesse : la cocaïne.

Il faut donc se méfier de cette drogue pernicieuse, qui met du temps à ravager le corps et l'âme de celui ou celle qui y touche. L'idéal, c'est de ne pas s'en approcher, pour ne pas avoir à s'en éloigner un jour...

BRÛLURES ET ULCÈRES D'ESTOMAC

«Moi je n'ai jamais été tenté ni par les médicaments ni par les drogues, songe Robert. Et ce n'est pas parce que je suis un saint. C'est plutôt parce que j'ai l'estomac trop sensible. Au moindre excès, j'ai des brûlures d'estomac; et avec mon travail, je serais un parfait candidat pour l'ulcère.»

Robert doit effectivement faire attention à ce qu'il ingurgite puisqu'il a l'estomac fragile. Quant à son affirmation au sujet du métier, il semble que ce soit un mythe de penser qu'un cadre stressé par son emploi souffre de problèmes gastriques plus souvent qu'à son tour! On ne croit plus maintenant que seuls les facteurs psychologiques jouent un rôle dans la formation d'ulcères.

On considère plutôt qu'un ulcère a des origines multiples. En fait, il est le résultat d'un processus où il y a déséquilibre entre des facteurs «agresseurs» (la sécrétion d'acides) et des facteurs «défenseurs» (la couche protectrice de la muqueuse).

Traditionnellement, l'image type de celui qui souffrait d'un ulcère était l'homme d'affaires pressé, pris dans un bouchon de circulation. Le portrait a légèrement changé depuis. Pour souffrir d'ulcères, une personne doit d'abord avoir des prédispositions physiologiques; si en plus elle vit des événements stressants, alors tout est en place pour l'ulcère... Mais voyons un peu ce qui se passe dans les faits.

Qu'est-ce qu'un ulcère?

Un ulcère est une lésion dans une membrane. Les ulcères se forment souvent dans les membranes du tube digestif car ces dernières sont particulièrement exposées à l'acidité, à cause des sucs gastriques qui y sont produits et qui participent au processus de digestion. C'est dans l'estomac et dans la première partie de l'intestin (duodénum) que se situent le plus souvent ces lésions douloureuses. Cela n'est pas surprenant, car c'est là aussi que l'on retrouve la plus grande quantité de sécrétions acides, qu'on appelle les sucs gastriques. L'estomac sécrète constamment de ces sucs; il en augmente la production à la vue ou à l'odeur d'un bon plat, ainsi qu'au contact de la nourriture. C'est grâce à ce processus que les aliments sont digérés.

Quand il y a une trop grande quantité de sucs acides, la membrane risque d'être blessée. La couche protectrice naturelle ne résiste plus à l'attaque et l'ulcère s'installe, en forme de cratère. Habituellement, la muqueuse qui tapisse les parois de l'estomac et du duodénum résiste à l'acide. Mais chez certaines personnes, cette résistance s'affaiblit et facilite l'apparition d'un ulcère. Qu'est-ce qui affaiblit la muqueuse? En général, c'est une combinaison de facteurs, qui vont de la condition psychologique à une alimentation trop acide, en passant par l'héritage génétique qui a laissé en partage une muqueuse un peu faible. Les médicaments anti-inflammatoires diminuent aussi la résistance de la muqueuse. Parmi les facteurs qui sont susceptibles d'augmenter la quantité de sécrétions acides, mentionnons les émotions et certains aliments ou

médicaments comme l'alcool, le café et l'aspirine.
Le tabac aussi stimule la sécrétion d'acides et peut
être une cause de récidive d'un ulcère.

Les symptômes

Les symptômes varient selon qu'il s'agit d'un
ulcère gastrique ou duodénal. Mais de façon classique, ce que les gens ressentent, c'est une douleur
brûlante au creux de l'estomac, quelques heures
après le repas. Cette douleur peut même les réveiller au milieu de la nuit.

En général, la nourriture soulage les gens qui
souffrent d'un ulcère duodénal, car elle dilue le surplus d'acide produit par l'estomac. Par contre, le
soulagement n'est pas aussi simple quand il s'agit
d'un ulcère gastrique. Le problème est alors causé
par une faiblesse de la barrière protectrice. Certains
souffriront même encore plus en mangeant.

Le diagnostic

Pour poser un diagnostic, les symptômes ne
suffisent pas. On doit procéder à des examens plus
poussés, comme des radiographies ou des gastro-
scopies (petit appareil vidéo qu'on insère dans l'estomac par la bouche).

Les traitements

Pour traiter les ulcères, on recommande de
surveiller son alimentation et de prendre certains
médicaments. Quand on souffre de brûlures d'estomac et d'ulcères, on est souvent porté à éliminer les
aliments acides et à boire du lait. Il est vrai qu'il faut
éviter tout ce qui stimule directement la production

d'acidité, comme la cigarette, le gras, l'alcool, toute forme de caféine, en plus des aliments qu'on dit «acides», comme les tomates. Bien des gens prennent alors du lait qui a un pouvoir neutralisant certain. Mais il faut savoir que le lait contient des protéines, ce qui oblige l'estomac à produire encore plus d'acide! En fait, quand les malaises sont légers et occasionnels, des craquelins et un verre d'eau chaude sont ce qu'il y a de plus efficace. Les craquelins absorbent l'acidité et l'eau chaude la dilue. Quant aux médicaments, ils sont indiqués quand les brûlures demeurent et qu'on en vient à diagnostiquer un ulcère. Ceux-ci jouent sur divers plans : ils diluent le surplus d'acide, empêchent la production de sucs gastriques et reconstituent la couche protectrice de la muqueuse.

L'ASTHME, MALADIE ÉNIGMATIQUE

«Vous exagérez toujours, commente Régine. Il y a des fois où on est bien contents que les médicaments existent. Prenez ma soeur qui est asthmatique. Quand elle a une crise et qu'elle cherche sa pompe à médicament, vous devriez lui demander si elle est contre les drogues!»

La sensation d'étouffement qui survient lors d'une crise d'asthme crée souvent un mouvement de panique aussi bien chez la victime que chez les témoins de la scène. Le recours aux médicaments est plus que nécessaire dans ces circonstances. Les broncho-dilatateurs inhalés à l'aide d'une pompe se révèlent habituellement un remède efficace. Bien sûr, il ne faut pas en abuser; si l'asthme devient chronique, il y a d'autres mesures à prendre pour contrer ce problème. La santé, c'est toujours un problème global!

Pour bien comprendre le phénomène de l'asthme, il faut d'abord savoir ce qui se passe quand on respire. L'air doit traverser les bronches avant d'arriver aux poumons. Quand les bronches sont bien dégagées, l'air circule sans problème et vient librement gonfler et dégonfler les poumons. On respire bien.

Mais quand elles sont bouchées par des amas de sécrétions, les bronches se rétrécissent. À ce moment-là, elles ne laissent pas passer assez d'air et les poumons ressemblent alors à un ballon dont le col serait bouché. Il devient difficile d'essayer de les gonfler ou de les dégonfler. Les muscles qui se trouvent dans les parois des bronches réagissent mal à cet effort et se contractent en spasmes. La personne se met à tousser; elle présente cette respiration sifflante qui caractérise si bien les asthmatiques. Quand la crise s'aggrave, elle a vite l'impression d'étouffer.

L'asthme est une maladie relativement mal connue. Les experts ne parviennent pas à s'entendre sur ses caractéristiques. On sait qu'il s'agit d'une obstruction respiratoire temporaire. On reconnaît aussi que la crise survient souvent après un changement émotif notable comme la colère, la tristesse, l'anxiété et même une joie intense. Mais la composante émotive n'est qu'un des nombreux facteurs qui provoquent ces crises. L'air froid, l'effort physique, la pollution, la fumée de cigarette ou la poussière peuvent aussi déclencher des attaques.

L'asthme représente souvent une réaction allergique à certaines substances, comme le poil de chat. Alors, en plus du recours aux médicaments, on ne saurait trop recommander d'éviter, dans la mesure du possible, tout contact avec la substance allergène. Attention aux tapis, aux animaux en peluche, aux lourds rideaux et autres «ramasse-poussière»! Les asthmatiques doivent aussi protéger leurs bronches des substances irritantes comme la fumée de cigarette.

Pour certains, le seul fait de faire de l'exercice précipite une crise. Normalement, l'air inspiré doit se réchauffer dans les bronches avant d'arriver aux poumons. Plus l'air qu'on respire est froid et la respiration rapide, lors d'une activité physique à l'extérieur par exemple, plus la température diminue à l'intérieur des bronches. C'est ce qui provoque une contraction exagérée des bronches de l'asthmatique. Il vaudra donc mieux nager dans une piscine intérieure chauffée, là où l'air est chaud et humide, plutôt que de faire du ski ou de patiner, de courir au froid ou de jouer au hockey.

Cela ne veut pas dire qu'il faille mettre une croix sur les activités ou les sports de plein air. Les sportifs n'auront qu'à se procurer des médicaments mis au point spécialement pour préparer les bronches à l'exercice. Cela leur permettra d'éviter les crises et de bien s'amuser, non seulement pendant mais aussi... après!

IL Y A ÉTERNUEMENT ET... ÉTERNUEMENT!

Deborah travaille dans son coin, se demandant quand les autres vont se décider à commencer leur boulot! Mais depuis le matin, elle a dû éternuer une bonne douzaine de fois, ce qui a fait dire à Régine : « Deborah, tu as dû avaler des araignées! Dépêche-toi de bien passer l'aspirateur chez toi, sinon tu vas être envahie!»

Régine a-t-elle trop d'imagination? Penser que des araignées font éternuer Deborah! Non, elle fait simplement allusion à ces insectes microscopiques qui prolifèrent dans les milieux chauds et humides et qui s'incrustent dans les matelas, les tapis et les meubles rembourrés.

Nous sommes nés poussière et nous redeviendrons poussière. Nous le savons depuis que Jéhovah l'a dit à Adam, un jour que le Tout-Puissant était fâché contre celui qui avait fait l'erreur d'écouter sa belle... C'est peut-être pour cela que les femmes sont si souvent en charge du ménage dans une maison. Elles veulent se faire pardonner toute cette poussière qui, jour après jour, s'accumule sur les tablettes et qui constitue peut-être *la* grande punition!

Trêve de plaisanteries... Il est vrai que la poussière est un irritant pour les voies respiratoires. Elle fait renifler et éternuer. Elle est constituée d'un mélange complexe de particules aussi différentes les unes que les autres. On y retrouve par exemple des moisissures, des poils d'animaux et d'humains, des débris de nourriture et des pollens. On y trouve souvent, en plus, l'un des composants qui est également un des plus grands responsables des allergies à la poussière : la mite de la poussière. C'est cette bestiole qui ressemble à une araignée et qui provoque peut-être les éternuements de Deborah, comme semble le croire Régine.

Quand on a le nez congestionné à longueur d'année, qu'on tousse toutes les nuits ou qu'on fait de l'asthme, c'est souvent parce qu'on est allergique à la poussière et aussi... à ses mites. Avant de se bourrer de médicaments, il vaut mieux prendre des mesures pour réduire la quantité de poussière dans la maison. Par exemple, on recommande d'opter pour des parquets nus. Ceux qui tiennent absolument à avoir du tapis devraient s'astreindre à passer l'aspirateur chaque semaine. De plus, il faut faire le nettoyage des tapis à la vapeur une ou deux fois par année, car les shampooings n'enlèvent pas la poussière en profondeur. On recommande également de nettoyer régulièrement les stores vénitiens : ils sont de véritables ramasse-poussière.

Au lieu de donner des jouets rembourrés ou en peluche aux enfants allergiques, on devrait choisir plutôt ceux qui sont en plastique ou en bois. Quant aux systèmes de purification et de filtration de l'air, ils ne font pas de miracles. En fait, ils n'aspirent pas tous les polluants de l'air avec autant d'efficacité que le bon vieux chiffon humide!

En réalité, tout le monde devrait suivre ces quelques mesures de propreté. Mais les personnes allergiques n'ont pas le choix : elles sont *obligées* de faire régulièrement leur ménage!

LES ANIMAUX ENRAGÉS

Pendant que les uns et les autres bavardent, Robert feuillette le journal du matin. Un entrefilet retient soudain son attention : «Tiens! Il y a un chien enragé qui se balade dans votre quartier, les copains! Méfiez-vous ce soir en rentrant. Surtout toi, Régine, qui es toujours en train de tirer la queue des animaux que tu croises...»

Il est extrêmement rare qu'un animal domestique soit enragé de nos jours. Depuis 1950, les chiens sont en général vaccinés, de sorte que la rage se manifeste presque exclusivement chez les bêtes sauvages.

La rage est liée à un virus qu'on retrouve dans la nature, chez la mouffette, le renard, le raton-laveur et surtout chez la chauve-souris. Lorsque ce virus attaque, le cerveau est touché par une infection fatale. Pour prévenir ce terrible empoisonnement, un vaccin contre la rage a été mis au point à la fin du siècle dernier par Pasteur, le célèbre chimiste et biologiste.

Le virus est transmis par l'animal enragé. Sa salive s'infiltre dans la peau abîmée par la morsure. On ne peut rien faire alors pour guérir l'animal. Il va mourir de toute façon. Mais on peut prévenir la rage chez la victime qui s'est fait mordre.

Quand on se fait attaquer par une bête, il y a deux possibilités : elle est atteinte de la rage ou elle ne l'est pas. Le plus souvent, la morsure a lieu après qu'on a provoqué l'animal. Il a eu envie de se défendre, ce qui est tout à fait normal. On verra alors à soigner la morsure, tout simplement. Mais on ne pourra pas nécessairement en déduire qu'il est enragé et personne n'aura donc besoin d'être vacciné.

Le deuxième cas est plus louche : un animal a un comportement bizarre; il vous saute dessus sans que vous ne l'ayez provoqué et il vous mord. Là, c'est plus inquiétant. Il *peut* avoir la rage.

Dans ces circonstances, il ne faut surtout pas tuer l'animal. Il faut le faire observer chez un vétérinaire. Si son allure reste normale pendant dix jours, il n'y a aucun risque qu'il soit atteint. Mais s'il paralyse ou s'il meurt, il faut alors entreprendre le plus tôt possible une série de vaccinations pour vous protéger contre la rage. Quand c'est un chien errant ou un animal sauvage qui mord et qu'on ne réussit pas à le capturer, il faut prendre une décision en fonction des circonstances.

Face à ce genre de situations, on peut obtenir des conseils auprès des vétérinaires, de la SPA, de la police, des médecins et surtout, du ministère de l'Agriculture, des Pêcheries et de l'Alimentation ou d'Agriculture Canada.

Par contre, il ne faut pas se mettre à avoir peur de tous les animaux. Régine pourra sans doute continuer longtemps à tirer la queue des chats qu'elle croise et à donner quelques arachides aux écureuils qui habitent dans sa cour!...

UN HANDICAPÉ DANS LA FAMILLE

«Si tu es surpris de me voir jouer avec les animaux, il faudrait que tu voies ma petite soeur Danielle! dit en riant Régine. Comme elle est déficiente intellectuellement, on dirait qu'elle a encore plus besoin

des animaux. Elle est toujours en train de les cajo-
ler. Et ces pauvres bêtes doivent quelquefois se sentir
martyrisées, parce qu'elle n'y va pas de main morte
avec ses caresses. Je lui répète souvent ce proverbe
de la Martinique : "À force de caresser son petit, le
macaque l'a tué".»

Avoir un enfant avec une déficience intellec-
tuelle dans la famille, ça représente souvent une
tâche lourde à porter. Le fait qu'il y a d'autres
enfants peut constituer un poids supplémentaire;
mais cela peut aussi, au contraire, créer une
ambiance de fraternité qui facilite la tâche. Dans la
famille de Régine, la vie s'est organisée en fonction
de la petite soeur «malade».

Danielle est née avec un problème cardiaque
majeur qui l'a laissée en partie paralysée. Ce problème, joint à un retard intellectuel, faisait dire à bien
des gens que sa vie serait un enfer. Pourtant il n'en
fut rien. Danielle a grandi entourée d'amour, de rires
et de vie. Sa déficience lui laissant suffisamment
d'autonomie pour participer à la vie familiale, on lui
a assigné de menues tâches et on l'a toujours tenue
occupée.

Pour Régine, ce qui fait la différence dans leur
famille, c'est la façon dont Danielle a toujours été
considérée : «Depuis ma plus tendre enfance, on
m'a fait comprendre que Danielle méritait le même
respect que n'importe quelle autre personne. Au fil
des années, j'ai développé avec ma soeur une relation très intime. Elle vient immédiatement après moi
dans la famille et comme je suis l'aînée, je m'en suis
toujours beaucoup occupée. C'était parfois lourd,
parce que normalement elle aurait dû être ma

compagne de jeux, mes autres soeurs étant plus jeunes. Mais avec les années, je me suis rendue compte que j'étais très proche d'elle, sans être pourtant ni une mère, ni une soeur ordinaire, ni une éducatrice. On fait beaucoup d'activités ensemble : on se balade à bicyclette, on joue aux cartes, on magasine.»

Si Régine et Danielle ont développé cette relation, c'est qu'à la maison, il était clair que tout le monde devait s'occuper d'un enfant déficient, pas seulement les parents. «Il y a deux choses importantes quand il y a un enfant déficient dans une famille, dit Régine. La première, c'est que les parents doivent veiller à donner autant d'attention aux enfants normaux qu'à l'enfant déficient. La seconde, c'est que ces autres enfants peuvent devenir une source de stimulation à la fois pour les parents et pour l'enfant handicapé. Et ça, c'est un rôle qui est souvent négligé. Jeunes, si les enfants sont invités à partager les activités d'éducation de l'enfant déficient, ils se sentent plus concernés. Après, quand ils sont plus vieux, ils peuvent même agir comme guides auprès des parents.»

Dès l'âge de quinze ans, Régine travaillait comme monitrice auprès d'enfants souffrant de déficience. Encore aujourd'hui, elle organise des loisirs pour eux, au sein d'une association de parents d'handicapés. Souvent, le vendredi soir, elle met sur pied une discothèque et ils adorent cela.

La déficience de Danielle, loin d'être un poids, est devenue pour Régine une motivation. «À vivre avec Danielle, j'ai appris combien ces personnes peuvent éprouver de gratitude lorsqu'on s'occupe d'elles.»

UN MAUVAIS MARIAGE: ANOVULANTS ET CIGARETTES

Régine semble jouer un rôle très actif dans sa famille. «Penses-tu avoir des enfants un jour»? lui demande Daryelle. Tu ferais sans doute une bonne mère...» «Pour le moment, je ne fais aucun projet en ce sens, lui répond la jeune femme. Je prends la pilule. Mais si je ne me décide pas à arrêter de fumer, je devrai arrêter la pilule. Il paraît que les deux ne vont pas bien ensemble.»

Après l'âge de trente-cinq ans, les femmes qui prennent la pilule tout en fumant se mettent volontairement dans les rangs des candidates à l'infarctus et à l'hémorragie cérébrale.

On sait depuis longtemps que la pilule comporte certains risques pour la santé. Par ailleurs, les dangers reliés à la cigarette ont été largement publicisés depuis une dizaine d'années. Il est maintenant reconnu que la conjonction de ces deux facteurs entraîne de sérieux dangers, surtout pour celles qui ont plus de trente-cinq ans.

Avec le temps, le corps s'use et les agents extérieurs, comme la mauvaise alimentation ou la sédentarité, ont des effets de plus en plus marqués. C'est ainsi que l'artériosclérose peut se développer. L'effet combiné pilule-cigarette entraîne aussi des dangers cardiaques et neurologiques sérieux. De façon générale, on sait qu'une fumeuse présente huit fois plus de risques de faire un infarctus qu'une non-fumeuse. Une femme qui continue d'utiliser des contraceptifs oraux longtemps après l'âge de trente-cinq ans, quant à elle, présente cinq fois plus de

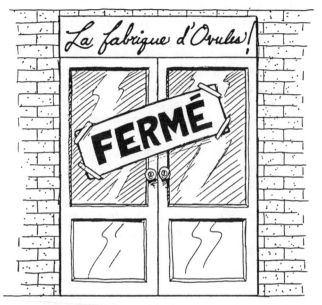

risques de faire un infarctus qu'une femme qui n'en prend pas. Mais une fumeuse de plus de trente-cinq ans qui est aussi utilisatrice de contraceptifs oraux voit son risque multiplié par... 39!

On sait que la pilule affecte le système de coagulation du sang et peut augmenter légèrement le taux de cholestérol. Chez certaines femmes prédisposées aux maladies cardiovasculaires, la pilule accélère l'épaississement des artères. L'association pilule-tabac augmente de façon marquée ces risques et produit une véritable synergie!

Cependant, la plupart des accidents neurologiques rapportés ont été précédés de signaux d'alarme. Ainsi on avait remarqué des engourdissements passagers d'un côté de la langue, des troubles de la parole, une perte de vision ou des migraines inhabituelles. Une femme qui ressent ces symptômes devrait arrêter immédiatement de prendre des anovulants. Chose certaine, il est rassurant de savoir que le risque de problèmes sérieux disparaît dès qu'on arrête de prendre des contraceptifs oraux, même si cela fait dix ou même quinze ans qu'on en utilise.

Malgré toutes ces données, près de la moitié des femmes qui prennent la pilule fument. En 1985, au Canada, 85 p. cent des décès causés par la pilule étaient dus au mélange pilule-tabac et à l'utilisation de la pilule par les femmes de trente-cinq ans et plus. Le jeu en vaut-il vraiment la chandelle?

LA LIGATURE DES TROMPES

«De toute manière, les femmes préfèrent se faire charcuter plutôt que d'arrêter de fumer!...» lance Michel qui aime les formules percutantes. «Eh! qu'il exagère! réplique gentiment Régine. La plupart des femmes se font ligaturer après avoir eu deux ou trois enfants. Et si elles passent sur la table d'opération, c'est pas pour continuer à fumer, voyons donc!»

Il est vrai que la ligature des trompes est devenue une méthode de contraception permanente très populaire. On la pratique même de plus en plus chez les femmes de moins de trente ans. La plupart du temps, les femmes qui choisissent de subir cette opération ont déjà eu des enfants. Malheureusement, certaines réclament l'intervention parce qu'elles ne supportent plus les contraceptifs, qu'ils soient oraux ou mécaniques; souvent, elles le font sans avoir vraiment réfléchi aux conséquences d'une contraception permanente. Voyons plus précisément en quoi consiste une ligature des trompes.

L'oeuf naît dans l'ovaire et se développe dans l'utérus; pour se rendre d'un endroit à l'autre, il passe par de minuscules tubes qu'on appelle «trompes de Fallope». Quand on sectionne ces tubes, l'ovule ne peut plus se rendre à l'utérus et, de toute façon, les spermatozoïdes ne peuvent plus l'atteindre. Par conséquent, la grossesse devient impossible. Le principe est extrêmement simple : il s'agit de bien fermer le passage. Mais rien n'est infaillible et il arrive que des femmes deviennent enceintes après une ligature des trompes. En fait, cela se produit 3 fois sur 1 000. Et parmi ces trois cas, le quart des femmes font une grossesse extra-utérine.

Mais comment s'y prend-on au juste pour sectionner les trompes de Fallope? Les techniques varient et le choix dépend surtout du médecin. On connaît la laparoscopie, la laparotomie et la chirurgie par voies naturelles.

a) La laparoscopie

C'est à ce type d'intervention qu'on fait le plus souvent appel. Sous anesthésie générale, un petit appareil est inséré dans l'abdomen, à travers une incision faite sous le nombril. Cet appareil permet de regarder à l'intérieur du ventre et d'identifier les trompes. Pour sceller ces dernières, on utilise trois techniques : la cautérisation (on brûle les trompes avec un courant électrique); le brochage (un petit morceau de métal inerte ferme le passage); ou la bande élastique. Normalement, la patiente peut retourner au travail dès le lendemain. Mais, pourquoi ne pas se dorloter un peu en prenant quelques jours de congé?

b) La laparotomie

Cette technique consiste à ouvrir le ventre et à sectionner les trompes qu'on visualise directement. On utilise alors des élastiques et des pinces métalliques. La convalescence ici est plus longue.

c) La chirurgie par voies naturelles

Cette méthode est beaucoup moins utilisée. Seuls des chirurgiens d'expérience la pratiquent.

Ces interventions n'entraînent pas de dangers particuliers, exception faite de la cautérisation au cours de laquelle les intestins peuvent être touchés par le courant électrique.

Peut-on revenir en arrière?

Étant donné le haut taux de divorces et de séparations, de nombreux couples se font, se défont et se refont. Il arrive donc, de plus en plus souvent, que des femmes changent d'idée et désirent avoir un enfant bien qu'elles aient subi une ligature quelques années auparavant. En fait, de 3 à 5 p. cent des femmes veulent ainsi faire marche arrière. L'opération qui permet de réunir les trompes présente un taux de succès de 60 à 70 p. cent, mais comporte quand même certains risques. D'abord, il s'agit d'une opération majeure qui nécessite quatre ou cinq jours d'hospitalisation et entre six et huit semaines de convalescence. Ensuite, quand une grossesse survient, elle se produit une fois sur dix en dehors de l'utérus.

Mythes et légendes

On a dit beaucoup de choses à propos de la ligature des trompes et parmi les histoires qui circulent, la plupart sont fausses et ne servent qu'à alimenter la peur.

En voici quelques-unes :

- «Mes règles ne sont plus régulières depuis la ligature et j'ai des douleurs menstruelles plus fortes.»

  La plupart du temps, la ligature n'est pas directement responsable de cet état de fait. Plusieurs des femmes qui se plaignent d'un tel problème utilisaient des contraceptifs oraux avant la ligature, ce qui régularisait leurs règles. Le fait de ne plus utiliser de moyens contraceptifs chimiques provoque des cycles différents.

- «On m'a dit que si je me faisais ligaturer, je devrais subir une hystérectomie dans quelques années...»

  Voilà un bel exemple d'une rumeur destinée à faire peur. Si certaines femmes ont dû subir la «grande opération» quelques années après avoir eu une ligature, ce n'est certainement pas leur médecin qui leur avait parlé d'un rapport entre ces deux interventions! En effet, l'hystérectomie est une intervention fréquente et les études scientifiques n'ont jamais démontré que la ligature en était la cause.

- «Je crois qu'après trente ans, les femmes devraient toutes se faire stériliser, car il est trop tard pour qu'elles deviennent enceintes...»

   Cela est faux, d'abord parce qu'il existe d'autres méthodes contraceptives qui sont très satisfaisantes. De plus, la trentaine est une période de la vie où il peut être intéressant d'avoir des enfants. Bien des femmes qui ont connu la maternité après trente ans en parlent comme d'une expérience formidable qu'elles n'auraient pas vécue de la même façon quand elles étaient plus jeunes, moins stables et moins mûres. De plus, la grossesse n'est absolument pas dangereuse pour la santé. Les services médicaux et psychosociaux disponibles permettent et favorisent une grossesse tout à fait sûre et sereine.

- «J'ai entendu dire qu'une femme ligaturée n'a plus ses règles et que sa ménopause arrive plus tôt.»

   Voilà un autre mythe. La menstruation et la ménopause dépendent uniquement des hormones féminines qui circulent dans le corps et ces hormones ne sont en aucune façon affectées par la ligature.

- «C'est normal que ce soit la femme qui se fasse opérer. Elle est plus capable que l'homme d'affronter cette opération et, surtout, d'accepter de devenir stérile.»

   Les raisons qui font qu'une personne peut faire face à la stérilisation et l'accepter sont bien plus liées à sa personnalité qu'à son sexe. C'est l'éducation et la culture qui font en sorte que la femme se charge plus souvent de la contraception. L'homme se sent parfois moins concerné. Il faut dire qu'il y a encore bien des mythes concernant la vasectomie et, pour ces raisons, plusieurs hommes refusent d'être stérilisés. Ajoutons à cela que c'est souvent la femme qui tient mordicus à ne pas redevenir enceinte. Dans ces circonstances, elle prend les moyens pour y arriver, ce qui n'a aucun rapport avec une quelconque capacité congénitale!

LA VASECTOMIE

«Et ce sont encore les femmes qui paient! s'exclame Daryelle qui est devenue féministe avec les années... Les hommes, eux, ils hésitent à passer au scalpel parce qu'ils ont peur de perdre leur virilité. Pourtant la vasectomie, c'est une intervention bien moins grave que la ligature des trompes. Quand un homme se décide, il n'a même pas besoin d'aller à l'hôpital. Tout se passe au bureau du médecin, avec une simple anesthésie locale!»

Au Québec, depuis 1970, on a effectué 150 000 vasectomies. Les hommes commencent seulement à accepter le fait qu'ils doivent partager les responsabilités de la contraception. Le plus souvent cette résistance vient d'une mauvaise information. Car encore de nos jours, pour plusieurs hommes, devenir stérile veut dire devenir impuissant...

Pourtant, la vasectomie est une intervention simple, peu coûteuse et efficace, qui ne touche qu'à une partie bien précise de l'appareil génital mâle : les canaux déférents. Ces canaux n'ont rien à voir avec les capacités sexuelles. La vasectomie n'a aucun effet sur le rendement et le désir sexuels et elle est pratiquement efficace à 100 p. cent lorsqu'elle est pratiquée de façon adéquate. Mais encore faut-il connaître un peu l'anatomie d'un humain de sexe masculin.

Les testicules produisent constamment des spermatozoïdes. Chaque jour, il s'en crée environ 300 millions chez un homme. Quelques instants après leur naissance, ces spermatozoïdes sont envoyés à l'extérieur des testicules pour aller mûrir dans un endroit qu'on appelle l'épididyme. Ils se déplacent ensuite le long de canaux tapissés de cils et se retrouvent bientôt, poussés par ces micro-cils, dans les canaux déférents puis dans les canaux éjaculateurs.

La technique

C'est en coupant les canaux déférents qu'on interrompt le trajet emprunté par les spermatozoïdes. On pratique une incision dans le scrotum, on repère l'emplacement des canaux, on ligature chacun à deux endroits, puis on enlève les portions situées entre les ligatures. Ainsi, la production de spermatozoïdes se poursuit dans les testicules, mais on a coupé le chemin qui les menait à l'extérieur. L'opération n'affecte en rien la production d'hormones mâles. Il s'agit d'une petite intervention chirurgicale qui se pratique dans le bureau du médecin, sous anesthésie locale.

Un certain nombre de spermatozoïdes persistent cependant dans une partie du canal déférent. Il faut donc attendre trois mois pour que la stérilité soit garantie (trois mois d'activités éjaculatoires normales). Un spermogramme permet alors de vérifier s'il reste encore des spermatozoïdes dans le sperme.

Quand il y a échec, c'est la plupart du temps parce qu'un canal autre que le canal déférent a été ligaturé.

La vasectomie est-elle sans risque?

Toute intervention chirurgicale comporte des risques. Mais dans le cas d'une vasectomie, ces risques sont minimes et ceux qui existent sont reliés aux infections et aux hémorragies. On peut classer les effets secondaires de l'intervention en trois catégories : physiologique, immunologique et psychologique.

- **La physiologie**
  Même si leur voie de sortie est «coupée», les spermatozoïdes continuent à se former dans les testicules. On peut facilement imaginer un transbordement de ces spermatozoïdes dans le scrotum. Les spermatozoïdes sont alors perçus comme des corps étrangers et des anticorps se forment. Une réaction locale est possible : l'homme ressent une douleur dans les testicules, mais ce phénomène est temporaire dans la plupart des cas, car à la longue, la formation de spermatozoïdes est très diminuée.
- **L'immunologie**
  Quand l'homme décide de faire marche arrière et de subir une intervention pour réunir le canal

déférent qui a été coupé, il arrive qu'il connaisse certaines difficultés à féconder. Ce problème est souvent dû au travail des anticorps qui ont combattu les spermatozoïdes en les prenant pour des corps étrangers. Ils ont pris l'habitude de réduire la mobilité des spermatozoïdes, les rendant inaptes à féconder.

- **La psychologie**
  La vasectomie ne constitue un problème d'ordre psychologique que dans les cas où des problèmes conjugaux ou sexuels existaient déjà ou quand l'un des deux partenaires s'opposait à l'intervention. En effet, des études prouvent que la vasectomie n'affecte en rien le comportement sexuel.

Peut-on revenir en arrière?

Une stérilisation comme la vasectomie (c'est la même chose pour la ligature des trompes) ne doit pas être envisagée comme une méthode de contraception temporaire. La méthode est réversible, mais un retour à la fécondité n'est jamais assuré. Parmi ceux qui font marche arrière, de 30 à 50 p. cent réussissent à féconder de nouveau.

Avant de décider de recourir à un tel moyen contraceptif, il faut toujours se poser quelques questions. Désire-t-on une contraception définitive? Est-ce que les deux partenaires (s'il y a lieu) souhaitent l'intervention? Est-ce qu'on sait comment l'intervention se produira et quelles en sont les conséquences?

LA PILULE DU LENDEMAIN

Robert écoute attentivement la conversation, le nez plongé dans son journal. Il pense à sa copine qui a eu une peur bleue la semaine dernière quand le condom qu'ils utilisaient s'est brisé. Elle est ballerine et vient d'être engagée dans la troupe de ses rêves. Il n'est donc pas question pour le moment qu'elle songe à avoir un enfant. Un peu affolée, elle s'est rendue voir un médecin pour se faire prescrire la «pilule du lendemain» en se jurant, comme le fameux corbeau, qu'on ne l'y reprendrait plus...

La «pilule du lendemain» consiste en fait en quatre comprimés qui doivent être pris deux à la fois, à 12 heures d'intervalle, au cours des trois jours (72 heures) qui suivent immédiatement la relation. Il s'agit d'un anovulant puissant qui ne doit en aucun cas servir de contraceptif sur une base quotidienne.

Les anovulants prescrits maintenant ne sont pas assez puissants pour être efficaces comme pilule du lendemain; il ne faut donc pas compter sur les comprimés d'une amie.

Son efficacité

Ce procédé est efficace presque à 100 p. cent si on l'utilise correctement. Dans la très grande majorité des cas, les utilisatrices ont une menstruation dans les 21 jours qui suivent, une certaine partie d'entre elles ayant leurs règles dès la première semaine.

Les effets secondaires et les dangers

L'effet secondaire le plus fréquent est la nausée; plus de la moitié des utilisatrices en ressentent.

Ces nausées sont généralement intenses, mais s'accompagnent rarement de vomissements et durent généralement moins de 48 heures. On peut les prévenir ou en diminuer l'intensité avec du *Gravol*.

Quant aux dangers réels, il est difficile de les connaître avec précision : d'une part, peu de femmes deviennent enceintes lorsqu'elles utilisent cette méthode et, d'autre part, les femmes pour qui le traitement n'a pas réussi optent souvent pour un avortement.

En fait, le danger est surtout relié au fait qu'une femme peut prendre ces comprimés alors qu'elle est enceinte et qu'elle ne le sait pas. Le haut taux d'hormones contenues dans les comprimés peut entraîner des malformations congénitales sans causer nécessairement des avortements. On n'a donc pas intérêt à *tricher* sur les 72 heures recommandées.

Pour obtenir la pilule du lendemain, il s'agit de consulter un médecin dans un CLSC et dans la plupart des cliniques privées. Mais il est essentiel de ne faire appel à ce moyen que dans des cas d'extrême nécessité.

TROP JEUNE POUR ÊTRE ENCEINTE...

Au bureau, tout le monde sait que Daryelle est généreuse et philosophe à ses heures. Mais à part sa nièce, Geneviève, personne ne connaît grand-chose de son passé. Aujourd'hui, elle raconte un épisode de sa vie assez surprenant : «Il n'y a pas de solution simple au problème de la contraception,

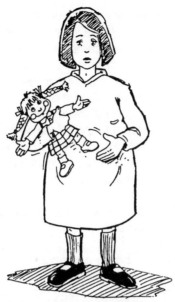

dit-elle. Et ceux pour qui le problème est le pire, ce sont les jeunes. Ma fille m'a annoncé à 17 ans qu'elle était enceinte. Et c'est moi qui ai élevé l'enfant. Ma fille était loin d'être prête pour ça. Son corps l'était, mais pas sa tête... Imaginez : elle ne l'est toujours pas aujourd'hui et elle a plus de trente ans!»

Très peu de gens ont une Daryelle pour mère. Quand une jeune fille tombe enceinte, en général elle se garantit quelques années de vaches maigres, qui lui permettront de joindre le rang de ceux et celles qui vivent sous le seuil de pauvreté! Elle se retrouve, plus souvent qu'autrement, seule face à une décision qui engage toute sa vie, sans qu'elle ait réellement choisi cette destinée.

Ce phénomène inquiète beaucoup de gens, et avec raison. En 1977 déjà, l'Organisation mondiale de la santé lançait une campagne de sensibilisation à travers le monde pour informer des risques que présentent ces grossesses pour les jeunes mères et pour leurs enfants. Et la morale n'est pour rien dans ces campagnes d'information.

Il s'agit en fait d'un problème de société. Dans une étude récente du ministère québécois de la Santé et des Services sociaux, plusieurs intervenants et intervenantes du milieu de la santé se sont penchés sur la question. D'après les statistiques, parmi les filles qui ont eu 20 ans en 1985, une sur huit avait déjà eu une grossesse, interrompue ou non. C'est beaucoup...

Il y a deux choses qui inquiètent particulièrement dans les données les plus récentes sur les jeunes : l'augmentation du nombre de grossesses et le fait que ces grossesses ont lieu de plus en plus tôt. Pourquoi?

Les raisons sont multiples. Chez les jeunes, la puberté se produit plus tôt aujourd'hui qu'il y a quarante ans. La sexualité aussi s'éveille plus tôt. On estime qu'au Québec, actuellement, la moitié des jeunes ont déjà connu une relation sexuelle complète à 17 ans.

La contraception

Une grossesse se produit quand il n'y a pas eu de contraception ou quand la méthode utilisée a échoué. Quand on essaie de comprendre les causes de ce «mauvais usage» ou de ce «non-usage» de la contraception, plusieurs facteurs apparaissent.

La sexualité fait partie du développement normal des jeunes. Les adolescents qui ont une vie sexuelle *n'empruntent pas une activité au monde des adultes;* ils expriment et cherchent à satisfaire des pulsions qu'ils vivent vraiment. Cependant, ces pulsions peuvent avoir des conséquences qu'ils ne sont pas capables d'évaluer correctement. Et quand on est jeune, on a souvent tendance à croire que... ça n'arrive qu'aux autres.

Il y a aussi l'ignorance ou le manque de réalisme. Ainsi, il n'est pas rare d'entendre des jeunes gens ou des jeunes filles dire qu'ils sont stériles parce qu'ils ont eu une, deux ou trois relations sexuelles sans fécondation; ou de les entendre nier qu'ils ont une activité sexuelle, parce qu'ils n'ont pas de partenaire régulier.

Y a-t-il du danger pour une jeune fille à porter un enfant?

Les études insistaient beaucoup auparavant sur les risques physiques que courait une très jeune maman. Depuis, les opinions ont changé. La plupart du temps, les dangers sont les mêmes pour les adolescentes que pour les femmes adultes, du moins sur le plan physiologique. Ce qui frappe le plus, c'est de constater à quel point la très jeune mère aura à affronter une situation socio-économique difficile. C'est là que réside le plus grand danger...

Mais il arrive très souvent que les jeunes filles enceintes ne se fassent pas suivre pendant une grossesse. Certaines carences physiques peuvent alors apparaître chez les jeunes mères sans être décelées à temps (anémie, déficiences nutritionnelles). Enfin, on sait que ces jeunes filles connaissent très fréquemment des difficultés d'ordre psychologique. Leur propre maturation affective s'oppose à celle du bébé, même quand celui-ci est encore à l'état de foetus.

Mais c'est par la suite, après la naissance de l'enfant, que le cycle de la pauvreté démarre. Les jeunes mères entrent alors très souvent dans une période de difficultés financières dont elles ont beaucoup de difficultés à sortir. Elles peuvent rarement poursuivre leurs études et se retrouvent ainsi avec des emplois mal rémunérés, vivent beaucoup d'instabilité et l'ensemble de leur situation nuit sérieusement au développement harmonieux d'un lien avec leur enfant. Il arrive fréquemment que ces jeunes mamans proviennent d'un milieu social où les problèmes sont déjà légion. Elles vont s'accrocher à leur enfant comme à un moyen de s'en sortir alors que, précisément, il sera la source de nouvelles difficultés.

Cette situation entraîne aussi des conséquences négatives pour les enfants. D'abord, ils naissent souvent prématurés ou sont de petit poids. Ensuite, ils connaissent plus d'hospitalisations, plus de consultations médicales et plus de maladies psychosomatiques. Tout cela représente un avenir difficile à assumer pour une jeune mère démunie.

Que peut-on faire?

La Suède et les Pays-Bas sont les deux pays du monde industrialisé où le taux de grossesses à l'adolescence est le plus bas. Pourtant, la Suède est le pays où l'indice d'activité sexuelle est le plus élevé chez les jeunes. Et on connaît l'ouverture d'esprit qui caractérise la vie des habitants des Pays-Bas. C'est donc dire que ce n'est pas parce qu'on laisse les jeunes s'exprimer sexuellement qu'on aura forcément plus de grossesses.

Ces deux pays présentent différentes caractéristiques : d'abord, l'éducation sexuelle fait partie des programmes scolaires depuis plusieurs années. Ensuite, les moyens de contraception y sont connus et largement diffusés. Enfin, l'avortement est facilement disponible.

Tout cela signifie que des jeunes bien informés, à qui on parle ouvertement de cette dimension importante de leur vie qu'est la sexualité, qui peuvent consulter sans problème et qui comprennent la portée de leurs gestes sont capables de prendre des décisions éclairées.

LE TANGO DES CONDOMS

Michel s'étonne : «Comment se fait-il que les gens ne soient pas plus au courant de ce qu'il faut faire? Tout le monde parle de contraception, toutes les revues parlent de condoms, tous les gars parlent de vasectomie! Moi, ça fait un bon moment que j'ai compris la leçon. Il faudrait vraiment que je sois amoureux fou pour me décider à ne plus utiliser de condoms.»

On parle effectivement beaucoup de contraception et de protection depuis quelques années. Et curieusement, la publicité et les campagnes d'information ne réussissent pas à atteindre complètement leur but. Il reste encore une bonne partie de la population qui ne semble pas vouloir accepter la contrainte des préservatifs. Qu'est-ce donc qui ne passe pas dans le message?

En fait, le condom retrouve tranquillement ses lettres de noblesse. Ce petit accessoire vieux comme le monde fait partie de tous les folklores. L'objet est en effet connu depuis fort longtemps. Les premiers condoms étaient fabriqués à partir d'intestins d'animaux, mais le latex a depuis longtemps supplanté la membrane naturelle dans la confection du préservatif. Avis aux amateurs de produits naturels : le condom d'origine animale existe toujours, mais il est cher et n'offre aucun avantage particulier. Qu'il soit lubrifié, coloré ou moulé, le condom d'aujourd'hui est devenu un objet de consommation courante.

Sa fonction contraceptive, on la connaît bien maintenant. Le risque d'une grossesse causée par l'utilisation d'un condom défectueux est d'environ 0,3 p. cent. On estime que les condoms, utilisés seuls, sont efficaces à 90 p. cent. Combinés à une mousse ou à une gelée spermicide, ils deviennent sûrs à 97 p. cent.

Mais ce qui a été mis en évidence plus récemment, c'est que le condom constitue le meilleur moyen, avec l'abstinence, d'éviter les maladies transmissibles sexuellement. Le condom n'assure pas une protection égale contre toutes les maladies vénériennes. Mais il demeure une barrière extrêmement efficace contre la plupart d'entre elles. D'ailleurs, le spectre du sida n'est pas étranger à sa popularité grandissante.

MAUVAISE NOUVELLE POUR GENEVIÈVE...

Bien qu'il ne soit pas encore assez répandu, on sait quand même qu'il fait partie des trois moyens de contraception utilisés par les adolescents (avec la pilule contraceptive et le coït interrompu).

Examinons le pour et le contre du condom; on comprendra peut-être mieux la situation.

Le pour
— On peut l'utiliser lors de relations non planifiées (on sait que c'est très souvent le cas pour les gens qui n'ont pas de partenaire fixe), à la condition bien sûr de toujours en garder sur soi.
— Il n'entraîne aucun effet secondaire.
— Il est extrêmement efficace comme moyen de contraception.
— Il est facile à obtenir et très accessible (pas besoin de prescription).
— Il ne coûte pas très cher (en moyenne 0,50 $).

Le contre
— On est gêné d'en parler, on est gêné de le proposer, on ne sait pas comment s'y prendre. On a peur d'être mal vu en le proposant au partenaire. (N'oublions pas qu'on sera encore plus mal vu si on refile à l'autre une maladie.)
— On craint que le condom ne fasse perdre de la spontanéité et baisser la libido. (Attraper une maladie, cela en fait perdre autrement plus...)
— On se méfie de la protection qu'offre le condom. On craint qu'il ne rompe.
— On lui reproche de diminuer la sensibilité.
— Il arrive qu'il cause de légères irritations cutanées à l'un ou l'autre des partenaires.

En réalité, les inconvénients sont minimes. Pour la gêne, il suffit souvent de passer à l'acte pour qu'elle s'en aille à jamais. En ce qui concerne la libido, il s'agit de créer un rituel qui peut devenir excitant, amusant ou simplement... nécessaire. Pour ce qui est de la protection qu'offre le condom, on a vu plus haut qu'il n'existait pas vraiment de moyens plus sûrs. Pour résoudre le problème de la sensibilité, on doit magasiner : toutes les marques n'offrent pas une finesse et une souplesse égales. Quant aux irritations cutanées, elles sont plutôt rares. Le cas échéant, on peut toujours changer de marque.

Il est à noter que le condom peut être détérioré par des produits huileux. C'est pourquoi il faut soigneusement éviter la gelée de pétrole (Vaseline) et tous ses dérivés. On conseille des lubrifiants solubles à l'eau.

Comment s'en servir

Les condoms sont enroulés à plat et scellés dans des étuis individuels de plastique ou d'aluminium, et les condoms se vendent en boîte de 12, 36 ou 48 unités. Il faut éliminer un condom dont l'étui aurait été déchiré par mégarde. Exposé à l'air libre, le latex perd rapidement son élasticité et sa résistance.

Pour savoir si le condom est défectueux, il suffit de le regarder et de le toucher. Pour bien le conserver, il faut le ranger dans un endroit sec, frais et à l'abri de la lumière. En général, l'armoire de la salle de bain ne correspond pas à cette description de l'endroit idéal... Quand on le transporte dans une poche de veston ou dans un sac à main, on doit l'isoler des stylos et des limes à ongles.

Le condom n'est pas seulement une affaire de femme...

Assez curieusement, le condom est devenu l'affaire des filles. Les hommes, et surtout les très jeunes, semblent se dire : «Je n'ai pas besoin de m'en occuper puisque les femmes le font.» Et les femmes à qui l'on recommande de se munir elles-mêmes de condoms pour éviter les mauvaises surprises ont l'air de trouver ce rôle normal. Elles assument donc souvent seules la responsabilité de la contraception ou de la protection contre les maladies vénériennes. Les hommes devraient pourtant savoir qu'il y va de leur santé à eux aussi.

Le condom est sans danger et efficace; il ne nécessite l'absorption d'aucun médicament, il est facilement accessible, à la portée de tous les budgets et il favorise le partage au sein du couple. Finalement, on n'est pas loin de penser qu'il constitue le contraceptif idéal!

MALADIE D'AMOUR... QUI TUE L'AMOUR : LA CHLAMYDIA

Et Daryelle d'ajouter : «Quand j'étais jeune, le danger qui guettait les jeunes filles, c'était qu'elles tombent enceintes. Quand ça se produisait, elles récoltaient la honte et le mépris. Maintenant, avec vos maladies d'amour, c'est encore pire dans un sens. Il y a même certaines de ces maladies qui rendent les femmes stériles!»

COMMENT ÇA VA?

Il est vrai que rien n'est simple. La société est devenue plus tolérante sur le plan de la morale, et une jeune fille qui devient enceinte n'est plus pointée du doigt. Mais c'est ailleurs que les choses se sont compliquées.

En premier lieu, manifestement, les jeunes ne peuvent plus s'appuyer sur des balises comme le mariage, la fidélité ou l'amour qui dure toute la vie. Ils n'ont qu'à regarder autour d'eux pour voir l'éclatement de ces valeurs autrefois si importantes. Leur activité sexuelle se calque sur celle de leurs aînés, si bien qu'ils vont avoir des partenaires différents au cours de quelques mois ou de quelques années. Et ils n'échapperont pas, comme leurs aînés d'ailleurs, à une des conséquences les plus directes de ce changement d'attitude : les MTS.

On a longtemps considéré les MTS comme des maladies faciles à guérir, ou du moins limitées aux organes génitaux. L'épidémie de sida nous a fait changer d'avis. Mais il est une MTS beaucoup plus fréquente qui n'est pas sans faire de ravages quand elle n'est pas traitée à temps : la chlamydia.

Près de 15 p. cent des étudiantes des cégeps sont porteuses de la chlamydia. Les hommes ne sont pas immunisés non plus. Si on en parle plus souvent au féminin, c'est que la chlamydia a plus de conséquences graves pour les femmes : plusieurs d'entre elles deviennent stériles après avoir contracté cette maladie qui enflamme les trompes et, quelquefois, les bouche à tout jamais.

Chaque année à travers le monde, plus de 500 millions de personnes attrapent la bactérie. De une à trois semaines après le contact sexuel, la chlamydia peut causer des pertes vaginales et des brûlures lors de la miction. Mais le plus souvent, et c'est ce qui cause l'épidémie, la maladie ne donne aucun indice de sa présence. Ainsi une personne infectée peut transmettre le microbe pendant des années sans que rien ne paraisse et surtout sans que personne ne sache quoi que ce soit de ce qu'il aurait fallu savoir...

Chez l'homme, la chlamydia non soignée peut aussi avoir des conséquences : une inflammation de la prostate et des testicules ainsi que, quelquefois, l'infertilité.

Chez la femme, l'infection prend la forme d'une salpingite, c'est-à-dire une inflammation des trompes. Comme ces trompes relient l'ovaire et l'utérus, la femme devient stérile quand elles se bouchent. Et il arrive une fois sur cinq que cela se produit après une salpingite.

De plus, quand les trompes se rétrécissent, la femme peut faire une grossesse extra-utérine : le foetus se développe alors en dehors de l'utérus, ce qui provoque un avortement et parfois une hémorragie sévère. On estime actuellement qu'en l'an 2000, la moitié des femmes de trente ans auront souffert d'une salpingite.

LES HUMAINS MALADES DU SIDA

Depuis quelques instants, Geneviève est revenue et, le sourire en coin, elle écoute ses employés qui confèrent tranquillement, comme s'ils n'avaient que cela à faire. «C'est de toute beauté de vous entendre! dit-elle soudainement. J'espère que vous avez fait autre chose que de parler de maladies

COMMENT ÇA VA?

vénériennes depuis mon départ ce matin?» Personne ne s'était rendu compte de sa présence... «Non, non, s'exclame Régine un peu mal à l'aise. On parlait de ça parce que j'ai une brochure à faire sur le sida... Et c'est un sujet tellement difficile!»

Il est effectivement ardu de parler du sida, cette maladie épidémique que l'on compare quelquefois à la peste. Malgré l'horreur que la peste a pu représenter au sein des populations qu'elle touchait, on peut dire qu'un malade avait quand même une chance sur deux d'y survivre. Ce qui n'est pas le cas pour notre peste des temps modernes, le sida, la seule maladie contagieuse (avec la rage) qui tue presque la totalité de ses victimes.

*Un mal qui répand la terreur
Mal que le Ciel en sa fureur
Inventa pour punir les crimes de la terre.
La peste (puisqu'il faut l'appeler par son nom),
Capable d'enrichir en un jour l'Achéron*,
Faisait aux animaux la guerre...*

De nos jours, c'est le sida qui fait la guerre et ce sont les humains qu'il attaque. Dans la fable dont on peut lire ici les premières lignes, Lafontaine raconte comment les animaux se sont réunis pour tenter de trouver une solution au malheur qui les accablait. De même chez les humains, on se réunit beaucoup : dans des laboratoires, lors de congrès et au cours de manifestations; on réclame des solutions, on en cherche, on en invente et on en rejette.

---

*Achéron : fleuve de la mort

Maintenant qu'on a compris la maladie, on veut en trouver le remède.

Au Moyen Âge, la peste se répandait à raison de 75 kilomètres par jour, soit la distance qu'une personne à cheval pouvait franchir en une journée... Aujourd'hui, des gens qui sont porteurs du sida peuvent voyager à bord d'avions à réaction et franchir des milliers de kilomètres en quelques heures. C'est ainsi que l'épidémie s'est répandue comme une traînée de poudre, après avoir commencé en Afrique centrale, vers la fin des années 70. Au début des années 80, on identifiait des victimes en Europe, puis en Amérique. En 1983, on isolait le virus. Mais les victimes s'accumulaient. Et ce n'est que lorsque des gens célèbres comme Rock Hudson en sont morts que l'alarme a vraiment sonné aux oreilles du public.

Pendant tout ce temps, les recherches pour trouver un traitement ont été et sont toujours extrêmement intenses. C'est une question d'années. Dix ans, quinze ans? C'est très long pour ceux et celles qui souffrent. Mais c'est un battement de coeur face à des siècles de peste.

Le virus du sida

On appelle le virus du sida le *virus immunodéficient humain* (VIH) et on sait que ce microbe s'attaque au système immunitaire. Comment cela se passe-t-il exactement? Le système immunitaire défend l'organisme contre les microbes grâce à certains types de globules blancs omniprésents dans l'organisme. Ce sont précisément ces globules que le virus du sida attaque, exposant ainsi l'organisme aux infections et aux cancers; c'est alors que les symptômes du sida risquent de se manifester. Ces symptômes sont connus : infections touchant les poumons, le tube digestif, le cerveau et la peau; certaines formes de cancer; des lésions neurologiques directement provoquées par le virus.

Comment s'attrape le virus du sida?

Il existe de nombreux types de microbes qui transmettent des maladies. Il suffit de penser aux virus du rhume : il en existe une grande variété et ils sont en général très résistants. Une personne enrhumée peut contaminer les gens qui l'entourent simplement en éternuant ou en toussant. Ces virus survivent dans l'air, la poussière et les mains, assez longtemps pour donner à nouveau la maladie.

Le virus qui provoque le sida n'a pas du tout cette capacité de résistance. Il survit à peu près uniquement dans les produits sanguins. C'est pourquoi il ne faut pas craindre de l'attraper en mangeant de la nourriture préparée par quelqu'un atteint du sida, en touchant une poignée de porte ou en s'assoyant sur le siège des toilettes.

- **Par voies sexuelles**

  Dans la majorité des cas, le virus passe d'une personne à l'autre au moment de la pénétration. La friction crée au pénis et au vagin de minuscules lésions qui ne se voient pas à l'oeil nu, mais qui permettent aux virus contenus dans le sang ou dans les sécrétions de passer dans le sang de l'autre. Il est donc complètement faux de penser qu'il doit y avoir éjaculation. Le seul contact des deux surfaces suffit pour transmettre le virus mortel.

Le condom permet de protéger ces deux surfaces et d'empêcher la transmission du virus. On recommande un surplus de prudence quand il y a présence de plaies (ulcères génitaux, herpès). Quant au baiser, le virus est si peu concentré dans la salive qu'il faudrait que deux personnes s'échangent un litre de salive pour risquer le moindrement de le transmettre lorsqu'ils s'embrassent!

- **Lors de dons d'organes**

  Depuis 1985, la transmission par le sang lors de dons d'organes ou de transfusions sanguines n'est plus une occasion de transmission. Le sang est maintenant testé avant les transfusions et on fait subir aux produits sanguins des traitements chimiques ou thermiques spéciaux qui détruisent le virus. Les aiguilles utilisées sont des aiguilles jetables, à utilisation unique. Il n'y a donc aucun danger pour celui ou celle qui veut donner du sang.

- **Par aiguilles et seringues contaminées**

  On l'a vu, le virus peut survivre dans les produits sanguins. La transmission peut donc se produire si on utilise des aiguilles souillées, comme c'est souvent le cas chez les toxicomanes ou les utilisateurs de stéroïdes anabolisants. Les adeptes de drogues dures devraient absolument éviter de partager leurs aiguilles ou, à tout le moins, devraient-ils les décontaminer avec une solution javellisée. On considère aussi qu'il est possible qu'un chirurgien ou un dentiste ait un accident de travail avec une aiguille infectée.

- **Par transmission prénatale**

  Si une femme enceinte est infectée, son enfant risque de naître porteur du virus (on évalue ce risque à 30 p. cent). De ceux-là, la moitié contractent la maladie pendant la première année de leur vie. Le virus est quelquefois transmis au bébé par le lait maternel; mais le bébé s'infecte plus souvent dans l'utérus ou lors de l'accouchement.

  Oui, le virus est présent dans le sperme, les sécrétions cervico-vaginales, le sang, le liquide céphalo-rachidien, la salive, les larmes, l'urine et le lait maternel. Mais les études actuelles identifient des modes de transmission bien précis : on ne le transmet pas d'une larme à l'autre, mais d'un sang à l'autre.

UN TEST POUR DÉPISTER LE SIDA

«Et dans ta brochure, vas-tu parler de dépistage? demande Geneviève à Régine. Je sais qu'il existe un test pour savoir clairement si on a le virus ou non.» Et Réjean de renchérir : «Il y a un de mes voisins qui l'a passé, ce test-là, mais juste pour se faire rassurer et se faire dire qu'il n'avait rien. Eh bien, il a fait un saut quand on lui a dit qu'il était zéro-positif!» «Réjean, t'es un champion de la déformation, lui reproche gentiment Geneviève. Pas ''zéro-positif'' voyons! C'est ''séropositif'', à cause de sérum...»

Il est vrai qu'il existe des dangers sur le plan psychologique à subir un test dont les résultats s'avèrent positifs. C'est une des raisons pour lesquelles il vaut beaucoup mieux se protéger : pour qu'il n'y ait même pas de doute.

Mais voyons de quelle manière ce test fonctionne. Les quatre lettres, maintenant bien connues, du mot sida viennent de l'expression «*s*yndrome d'*i*mmuno-*d*éficience *a*cquise»; mais toutes les personnes infectées par le virus n'ont pas nécessairement le sida. Tout ce que dit le test, c'est si la personne a été infectée. Il ne dit pas si elle a la maladie, ce qui est fort différent. Le test détecte la présence dans le sang des anticorps qui ont été produits par l'organisme en réaction au passage du virus.

Au Québec, le test utilisé s'appelle «Élisa». Quand le résultat d'Élisa est positif, le sang analysé est envoyé pour deux autres examens, qui confirment ou non le premier résultat. Les analyses sont effectuées à partir d'un prélèvement sanguin qui est fait en clinique, au cabinet du médecin ou dans un CLSC.

Que signifie un test positif?

Un test positif signifie qu'il y a dans le sang de ces anticorps spécifiques. Malheureusement, au contraire de ce qui se passe dans bien d'autres maladies, les anticorps du sida ne protègent contre rien et n'immunisent personne! Le sérum, c'est-à-dire la partie liquide du sang, est alors positif; on dit donc que la personne est *séropositive*. On sait qu'il y a eu infection et alors le sang, le sperme, ainsi que les sécrétions vaginales sont considérés comme infectieux. Pourtant, on ne peut pas encore savoir si la personne est atteinte du sida. Avec dix ans de recul, on constate qu'une personne infectée sur deux n'a pas encore le sida. Chez ces gens-là, le virus est présent dans le corps, mais il est endormi. Il n'attaque pas les cellules du corps humain; il ne crée pas la maladie du sida.

Que doit faire une personne séropositive?

- Protéger ses partenaires sexuels.
- Se protéger elle-même lors de relations sexuelles, d'abord parce que d'autres infections au VIH peuvent réveiller son virus, ensuite parce que les autres infections sexuelles sont plus sévères quand elles surviennent (herpès, syphilis, etc.).

Que signifie un test négatif?

Un test négatif signifie qu'il n'y a pas d'anticorps dans le sang. Cela peut vouloir dire qu'il n'y a jamais eu d'infection au virus, ou que l'infection est trop récente (entre trois et douze semaines). Les anticorps n'ont pas encore eu le temps de se manifester. On appelle cette période la période d'éclipse.

Que doit faire une personne séronégative?

- Se protéger aussi. (On n'en sort pas!)

Qui devrait passer le test?

- Ceux et celles qui veulent cesser de se protéger parce qu'ils ont entamé une relation durable avec un partenaire.
- Les femmes qui ont eu des comportements à risque et qui désirent un enfant.
- Les personnes qui ont eu des comportements à risque et qui désirent ardemment le test.

**Comment doit-on se préparer
psychologiquement avant de passer le test?**

- Il faut d'abord le désirer soi-même vivement et fournir au médecin son consentement.
- Il faut bien comprendre, avant, la significa- tion du test et ses conséquences.
- Il faut savoir que si le résultat est positif, on cessera d'être éligible à un programme d'assurance-vie ou à une hypothèque; on aura des difficultés à obtenir des soins den- taires ou médicaux; la recherche d'un emploi pourra être difficile et on affrontera probablement des problèmes financiers de tous genres.
- Enfin, il faut penser à l'avance que l'évolu- tion de l'infection restera incertaine et que des périodes intenses d'anxiété et de dépression surviendront. Les personnes qui se savent séropositives souffrent souvent d'un sentiment de culpabilité, de problèmes dans leurs relations interpersonnelles et d'isolement affectif.

Le portrait de la situation est assez accablant; mais il est réaliste. C'est pourquoi on ne saurait trop le dire : protégeons-nous!

LA VIE EN NOIR ET BLANC : LE LOT DES DALTONIENS?

On s'informe auprès de Geneviève de l'état de sa mère, qui vient d'apprendre qu'elle a une maladie probablement mortelle. La patronne est passable- ment abattue, elle qui ne s'est pas encore remise du décès de son mari, disparu sans crier gare il y a trois ans. «Je porte presque uniquement du noir depuis ce temps-là, dit-elle. Et je crois que ça va continuer, c'est la seule couleur qui va bien avec mon état d'esprit... On pourrait dire que j'ai une garde-robe de daltonien!»

Les gens croient souvent, comme Geneviève, que les daltoniens voient la vie en noir et blanc, pour ne pas dire simplement en noir... Mais c'est loin d'être exact. À part quelques exceptions, les daltoniens distinguent le rouge et le jaune, le bleu et l'orange. Ce qui leur échappe, ce sont les nuances.

On ne connaît aucun remède à cette déficience. Mais, en fait, il s'agit plus d'un inconvénient que d'un problème grave ou dangereux.

Comment les couleurs sont perçues

L'oeil humain peut reconnaître des centaines de teintes différentes et très subtiles, mais tout le spectre se ramène à trois couleurs fondamentales : le rouge, le bleu et le vert. C'est à partir du même principe que la télé couleur réussit à reproduire la réalité et toutes ses nuances.

Lorsque la couleur arrive à l'oeil, elle va frapper la rétine, là ou l'on retrouve des cônes, c'est-à-dire des cellules spécialisées dans le décodage des couleurs. Certaines personnes n'ont pas une quantité suffisante de ces cônes.

Le daltonisme, c'est l'incapacité de percevoir certaines couleurs; et cette maladie est justement causée par l'absence d'un type de cônes. Ainsi, au lieu de trois couleurs, on n'en discernera que deux : le rouge et le vert ou le bleu et le jaune.

La forme la plus courante est la difficulté à distinguer le rouge et le vert. Mais attention! la déficience rouge-vert est rarement complète. Le daltonisme peut être mineur, moyen ou majeur selon la quantité de cônes qui manquent. De plus, toutes les couleurs ne sont pas égales entre elles. Une sensibilité réduite au rouge est rarement égale à une sensibilité réduite au vert. On remarque généralement que les gens ont plus de difficulté à reconnaître les nuances de vert que les nuances de rouge.

Le plus surprenant, c'est que la plupart des gens qui souffrent d'une déficience rouge-vert ne se rendent même pas compte de leur problème. Pour eux, les feuilles sont vertes et les fleurs de géraniums, rouges. Leur «vert» sera en réalité du jaune, mais comme ils savent que, généralement, les feuilles sont vertes, ils se disent que la couleur qu'ils voient est une sorte de vert.

Pourquoi est-on daltonien?

Les deux principales causes de ce défaut de perception sont l'hérédité et la maladie.

• **L'hérédité**

Cette cause, la plus fréquente d'ailleurs, touche beaucoup plus souvent les hommes que les femmes. En effet, le gène responsable du daltonisme se trouve sur le chromosome X et les femmes possèdent deux chromosomes X. Le gène défectueux ne se trouvant d'habitude que sur un seul chromosome, les femmes sont donc protégées. En effet, un des deux chromosomes X annule le défaut de l'autre. Les hommes, eux, n'ont qu'un chromosome X. Si ce chromosome porte ce défaut, rien ne peut l'annuler. Ils souffrent alors de daltonisme, comme c'est le cas pour un homme sur douze, à divers degrés bien sûr. Généralement, la vision d'une personne atteinte de daltonisme est par ailleurs tout à fait normale.

- **La maladie**

On parle alors de daltonisme acquis. Cette forme de daltonisme est beaucoup plus rare que l'autre (moins de 2 p. cent des cas). Alors qu'avec le daltonisme héréditaire, c'est le plus souvent la perception du rouge et du vert qui fait défaut, lorsque le problème est acquis c'est plutôt la perception du bleu et du jaune qui est déficiente. Le daltonisme acquis est souvent relié aux nerfs optiques; chaque oeil ayant son propre nerf, il arrive que les deux yeux voient les couleurs de façon différente. Les cataractes peuvent aussi, fréquemment, engendrer un certain daltonisme. On cite à ce sujet le cas du célèbre peintre Monet, qui aurait souffert de daltonisme pendant une certaine partie de sa vie. Quand il eut 72 ans, on diagnostiqua une cataracte et il fut opéré peu de temps après. On constate aujourd'hui que la progression de la maladie était visible dans ses oeuvres : les couleurs tendaient de plus en plus vers les jaunes brunâtres; les bleus et les violets finissaient par disparaître complètement de ses toiles. On trouve d'ailleurs dans les journaux de l'époque le témoignage de Monet lui-même : «Je ne pouvais plus peindre la lumière avec la même acuité. Les rouges m'apparaissaient mornes; les roses, insipides; les couleurs intermédiaires m'échappaient complètement.» Après l'opération, Monet poursuivit sa période lilas, en reprenant ses bleus et ses violets, si admirables.

Peut-on en guérir?

Jusqu'à présent, les tentatives pour mettre au point des traitements n'ont pas donné grand-chose. En ce qui concerne le daltonisme héréditaire, il n'y a aucune guérison possible. Dans certains cas de daltonisme acquis, on peut améliorer les contrastes en incorporant un filtre de couleurs dans une lentille cornéenne; si le daltonisme est lié à la présence d'une cataracte, l'intervention chirurgicale rétablira les choses.

Il est relativement facile pour un médecin de reconnaître le type et la gravité du daltonisme de quelqu'un qui se plaint de mal voir les couleurs. Les ophtalmologistes utilisent des tests au cours desquels le patient visionne des dessins faits de points colorés. Cachés dans ces dessins se trouvent des chiffres. Le patient dit ce qu'il perçoit et, en fonction des réponses, le médecin détermine son type de daltonisme.

Les problèmes reliés au daltonisme

C'est la signalisation routière qui occasionne le plus grand nombre de problèmes pour les daltoniens. Heureusement, la disposition des couleurs sur les feux de circulation relève d'une convention internationale (rouge, orange et vert), ce qui évite aux daltoniens bien des embarras. Pour ce qui est du reste, la plupart des pictogrammes parlent plus par leur dessin que par leurs couleurs.

QUAND ON A UNE CATARACTE, ON A PARFOIS VINGT ANS!

«Être daltonien, c'est pas très grave. Mon mari est daltonien et on le taquine souvent car il a toujours besoin d'aide pour choisir ses vêtements, raconte Deborah avec son accent charmant. Ce qui est plus inquiétant par contre, c'est de s'apercevoir qu'on a une cataracte et qu'on ne voit plus très bien! Et croyez-moi, ça n'arrive pas qu'aux vieillards. J'ai une amie qui doit bientôt se faire opérer pour cela et elle n'est pas plus vieille que moi!»

Il est vrai que les jeunes aussi sont touchés occasionnellement par le phénomène des cataractes. On a souvent entendu dire que la cataracte était une maladie de vieux, que c'était une sorte de «peau» sur l'oeil, qu'elle découlait d'un surmenage des yeux et qu'elle «repoussait» après avoir été enlevée. Tout cela est faux. On ne parle de cataracte que lorsque le cristallin, une petite lentille qui se trouve derrière la pupille et qui permet de faire la mise au point des objets que l'on regarde, devient opaque et altère la vision.

Quels en sont les symptômes? Au début, c'est la vision de loin que est plus affectée; il se forme aussi des halos lumineux lorsqu'on est ébloui. À la longue, on éprouve des difficultés à lire, à conduire, à bricoler, etc.

Dans la plupart des cas, la cataracte résulte du vieillissement de l'oeil et progresse lentement; mais chez les plus jeunes ou chez les diabétiques, elle peut progresser en quelques mois. Aussi, le diabète, l'hérédité, une blessure oculaire et certaines maladies survenant au cours de la vie intra-utérine (par exemple la rubéole) sont souvent à l'origine d'une cataracte.

L'intervention chirurgicale constitue le seul traitement de la cataracte. Quand celle-ci est bien «mûre», on extrait le cristallin tout en laissant habituellement son enveloppe (capsule). Le plus souvent, on remplace le cristallin défectueux par une lentille permanente. Cette opération s'effectue sous anesthésie locale et dure généralement entre 30 et 60 minutes. Son taux de réussite est de 90 p. cent et, au bout de trois à six mois, l'oeil est complètement guéri.

ATTENTION... HYPERTENSION!

Daryelle s'étonne un peu : «Je vous écoute depuis tout à l'heure mes p'tits chéris et j'me dis que c'est pas croyable qu'on soit encore en vie, avec tous ces dangers qui nous guettent!» «Pourtant, lui répond Michel, on n'en parle même pas encore assez. Si on connaissait mieux notre corps et ses bobos, on pourrait prévenir bien des maladies et éviter une masse de médicaments. Prenez l'hypertension. C'est une maladie archirépandue et on commence à peine à songer à la soigner avec autre chose que des médicaments!»

Les médicaments permettent de combattre efficacement l'hypertension. Cependant, il est possible d'en venir à bout quelquefois en prenant une approche non médicamenteuse; on doit alors changer certaines habitudes de vie. On pense même que la maladie pourrait être prévenue grâce à un régime de vie équilibré dès l'adolescence.

Les conséquences de l'hypertension sont tellement graves pour la santé que, de nos jours, les médecins interviennent rapidement quand ils constatent que la pression artérielle s'éloigne quelque peu de la normale.

Ils espèrent ainsi éviter l'apparition de pathologies causées justement par la haute tension : artériosclérose, anévrismes, insuffisance rénale. Comme traitement, on privilégie surtout l'approche médicamenteuse, qui a permis de faire baisser de façon significative le nombre d'attaques cérébrales, d'hypertrophies cardiaques et de congestions cardiaques.

Mais en même temps qu'on se félicite d'avoir adopté cette méthode, certains doutes apparaissent. En effet, des médecins croient maintenant que les médicaments n'aident pas lorsque l'hypertension est légère. On dit même qu'ils peuvent alors être dangereux.

C'est dans ce contexte que plusieurs chercheurs et médecins ont commencé à prôner une cure non médicamenteuse pour traiter l'hypertension, du moins quand elle est bénigne et qu'on peut la dominer facilement. Mais avons-nous assez de données pour nous fier à cette dernière approche?

Les chiffres

Les statistiques tant américaines que canadiennes nous indiquent qu'entre 15 et 20 p. cent de la population souffre d'hypertension; cela veut dire 30 millions de personnes aux États-Unis et 3 millions au Canada. Le tiers de ces individus reçoivent des médicaments antihypertenseurs. Parmi les autres, quelques-uns ne font rien pour soigner leur maladie et certains s'astreignent à des changements de régime de vie.

Qu'est-ce donc que cette maladie?

Quand le volume du sang augmente ou quand les vaisseaux se contractent, les artères subissent une certaine pression. Cela est normal. C'est au moment où cette pression est trop élevée qu'on parle d'hypertension. Lorsqu'on lit la pression sur un appareil, on note toujours deux valeurs. La première correspond au moment où le coeur se contracte : c'est le chiffre le plus élevé (pression systolique). La seconde valeur correspond à la pression du sang entre deux battements : c'est la pression la plus basse (pression diastolique).

La pression diastolique est le principal indicateur de l'hypertension. Une personne en santé a une pression se situant en deçà de 85. Entre 85 et 90, on parle de normale élevée; entre 90 et 100, d'hypertension légère; au-dessus de 100, d'hypertension élevée. Quand elle dépasse 100, la pression nécessite une approche médicamenteuse, selon tous les médecins. C'est dans la zone située entre 90 et 100 que les opinions divergent.

Dans 90 p. cent des cas, les causes de l'hypertension sont inconnues. Toutefois, des études récentes ont permis de comprendre qu'il existait quelquefois des facteurs héréditaires. Mais on insiste aussi sur certaines habitudes de vie qui favoriseraient l'apparition de la maladie; on parle surtout

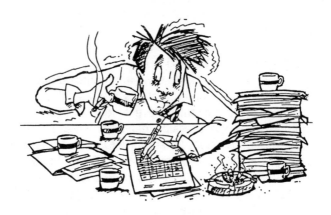

de l'obésité, de la forte consommation d'alcool, du stress et de la cigarette. On surnomme souvent cette maladie «la tueuse silencieuse» parce qu'on peut vivre longtemps sans que ses ravages ne se manifestent. Elle occasionne parfois de la fatigue, des maux de tête et des étourdissements, mais ces symptômes sont communs à tellement d'autres problèmes de santé.

Peut-on traiter l'hypertension?

La Société canadienne d'hypertension recommande le recours aux médicaments lorsque la pression dépasse 100 de façon systématique. Par contre, si elle se situe entre 90 et 100, il est recommandé de limiter la consommation des médicaments. Dans les cas d'hypertension légère, on peut envisager des approches plus naturelles, comme des changements dans les habitudes de vie.

Le premier changement recommandé consiste à diminuer sa consommation de sel, un produit malheureusement trop populaire sur nos tables. On s'est aperçu depuis longtemps qu'une bonne moitié des hypertendus sont sensibles au sodium contenu dans le sel. En Amérique du Nord, on en mange en moyenne entre 10 et 15 grammes par jour. Les études sur la question confirment qu'une baisse de la consommation de sodium entraîne une baisse de la pression, mais à la condition que l'on ramène cette consommation à moins de 2 grammes par jour. Habitués comme nous le sommes au sel, il est souvent difficile de respecter une telle contrainte! Mais on connaît d'autres pays qui proposent une nourriture encore plus salée que la nôtre. C'est le cas des habitants de l'île de Honshu au Japon où l'on trouve 40 p. cent de la population aux prises avec des problèmes d'hypertension...

On peut dire par contre que notre alimentation manque probablement de potassium et de calcium. Il est donc préférable de rechercher les aliments qui en contiennent.

On croit aussi que l'hypertension est deux fois plus fréquente chez les obèses. On conseille donc aux gens de retrouver leur poids-santé, en se gardant bien toutefois de recourir aux régimes qui font maigrir subitement.

On conseille aussi de faire régulièrement de l'activité physique. En plus d'aider à régulariser le poids, cela a un effet sur l'activité cardiaque. Il est recommandé cependant d'être prudent et ne pas y aller de façon trop intensive, ce qui pourrait causer une augmentation marquée de la pression artérielle et même s'avérer tragique en certaines circonstances.

On a trouvé aussi une forte incidence d'hypertension chez les hommes qui consomment de façon régulière beaucoup d'alcool, soit en moyenne plus de deux verres par jour.

Enfin, on sait que la cigarette favorise l'apparition d'artériosclérose qui, à son tour, entraîne l'hypertension.

On a beaucoup parlé du rôle du stress dans l'hypertension. Dans cette optique, on recommande la détente, la relaxation, la méditation et la rétroaction (biofeedback). Toutes ces approches provoquent de légères baisses de la tension. Mais les résultats sont en général beaucoup moins spectaculaires qu'on ne le croit.

Il est bon de s'attarder à mettre au point des thérapies non médicamenteuses pour combattre l'hypertension, mais il faut aussi se méfier des fausses promesses. Nous en savons encore peu sur le sujet. Un patient qui décide de s'adonner exclusivement à ce type d'approche doit être suivi attentivement par un médecin.

LE COEUR À PELLETER?

Geneviève continue à bavarder avec ses employés, même si elle sait que pendant ce temps-là, l'ouvrage n'avance pas. «L'idéal pour ne pas être malade, dit-elle, c'est de faire beaucoup d'exercice et d'être heureux. C'est ce que disait mon grand-père et ça lui réussissait fort bien. Les dernières années, son sport, c'était le pelletage. Et il nous faisait rire quand il enlevait la neige de son entrée : on aurait cru que c'était un plancher de cuisine tellement il y mettait de soins. Avant de commencer, il s'échauffait toujours en faisant des exercices, comme s'il se préparait pour un marathon...»

Pelleter, c'est tout un sport! C'est un exercice exigeant et on ne s'y met qu'une fois de temps en temps, ce qui n'est pas suffisant pour se tenir en forme.

Les problèmes de courbatures peuvent être évités si l'on fait quelques exercices simples, comme ceux que le grand-père de Geneviève exécutait si assidûment. Des exercices pour les bras, pour le thorax et pour le cou évitent des douleurs souvent cuisantes.

Mais le pelletage ne fait pas qu'endolorir les muscles; il entraîne aussi une grande dépense d'énergie. Les personnes qui souffrent de problèmes cardiaques ou d'hypertension doivent donc être assez prudentes quand il leur faut enlever la neige.

Le fait de soulever une charge produit deux effets : la pression artérielle s'élève, à cause du travail des bras, et le retour du sang vers le coeur diminue, à cause du souffle qu'on a tendance à retenir quand on pellette. C'est comme ça que se produisent les faiblesses.

Voici l'image classique du pelleteur à risque : un homme dans la quarantaine, qui va pelleter après un gros repas parce qu'il croit que cela va l'aider à digérer. Il est le candidat idéal pour l'infarctus, surtout s'il ne fait aucun sport, s'il fume et a des kilos en trop.

Pour pelleter, il y a une technique à suivre. D'abord on ne prend que de deux à quatre pelletées à la minute, ce qui permet de maintenir le rythme cardiaque à son plus bas niveau. Ensuite, on se sert du genou comme point d'appui : ce sont alors les jambes qui travaillent et non les bras. Pour améliorer la circulation sanguine, on se déplace pendant le pelletage plutôt que de rester sur place. Cependant, il ne faut pas forcer le coeur et s'essouffler exagérément : on pellette donc par courtes périodes, en prenant fréquemment des pauses.

Quant à la fameuse pelle, on la choisit de préférence petite, avec un manche court. Si le manche est long, on place les mains près de la palette, pour moins forcer. Et encore une fois, pour se ménager le coeur, on y met un brin de philosophie. La neige est là, il faut l'enlever. Mais il n'y a rien de si pressé!

DRÔLE... À FAIRE PIPI!

«On riait toujours avec notre grand-père, ajoute Geneviève la tête dans ses souvenirs. Il me semblait que tout ce qu'il disait et tout ce qu'il faisait était drôle... Il faut dire que je viens d'une famille qui aime bien rire. Ma mère la première : il lui est déjà arrivé d'être obligée de sortir d'un bal en catastrophe. Elle avait tant ri qu'elle en avait fait pipi dans sa culotte. Ça l'avait forcée à quitter la salle en longeant les murs pour cacher le fait que sa robe longue était toute mouillée!»

La mère de Geneviève était une bonne rieuse, mais elle avait en plus un léger problème d'incontinence. En général, la situation dans laquelle elle s'est retrouvée fait arrêter de rire assez vite...

Or, ce problème est courant; on parle alors d'une incontinence d'efforts. Un rire, une toux, un éternuement : la pression intra-abdominale augmente et c'est suffisant pour que la catastrophe se produise. L'incontinence d'efforts se déclenche soudainement et il n'est pas nécessaire d'être vieux pour se rendre compte qu'on en souffre.

Il existe toutefois d'autres formes d'incontinence qui sont plus souvent reliées au vieillissement, par exemple l'urgence mictionnelle. Avec ce type de problème, on est incapable de se retenir lorsque la nature fait signe. C'est que la vessie est devenue moins élastique et tolère une moins grande quantité de liquide. Mais comment tout cela arrive-t-il?

La vessie est comme un sac qui emmagasine l'urine sécrétée par nos reins. Ce sac est refermé par un muscle : le sphincter. Quand la vessie contient une certaine quantité d'urine, elle se contracte et le sphincter s'ouvre pour laisser passer l'urine. Si la vessie a une moins grande élasticité ou si le sphincter est relâché, il peut y avoir incontinence.

Les accouchements peuvent, eux, entraîner un relâchement du plancher pelvien; la baisse des oestrogènes, qui survient à la ménopause, affecte parfois, elle aussi, la vessie. Pas étonnant que ce soit surtout les femmes qui souffrent d'incontinence d'effort.

On peut contrer ce problème par des exercices qui feront travailler les muscles du bassin. On recommande pour cela les fameux exercices Kegel : il suffit de contracter les muscles du périnée comme si on voulait arrêter d'uriner. Il faut faire ces exercices régulièrement, 30 fois par jour, pour obtenir des résultats probants. Après quelques mois, la moitié des personnes verront une amélioration de leur condition et pourront éviter la chirurgie.

L'incontinence d'effort et l'urgence mictionnelle sont les formes les plus courantes de cette faiblesse de la vessie. Dans les deux cas, elles sont associées à la sensation du besoin d'uriner.

Il peut aussi arriver qu'on perde de petites quantités d'urine sans même avoir envie d'uriner, ou que la vessie «dégoutte» de façon presque continue. Ces formes d'incontinence ont plusieurs causes, parmi lesquelles on retrouve les problèmes de prostate. Pour se faire traiter adéquatement, il faut d'abord se soumettre à des tests précis. Dans la plupart des cas, un traitement vient à bout du problème.

Il ne faut jamais hésiter à consulter un médecin pour un problème d'incontinence urinaire. Près de 30 p. cent des gens en souffrent. Ce n'est donc pas gênant d'en parler. En tout cas, ce l'est moins que de sortir d'une salle de bal, la robe longue toute mouillée par derrière...

LE TÉTANOS

Depuis quelques jours, des ouvriers s'affairent à percer une fenêtre dans un des bureaux. Leurs outils traînent un peu partout. Deborah, qui vient de se lever pour aller à la photocopieuse, s'accroche les pieds dans un fil de téléphone. Perdant l'équilibre, elle tombe et se blesse la paume de la main avec un clou. «Deborah, lui dit Geneviève, il va falloir que tu ailles te faire donner une piqûre contre le tétanos au plus vite. Le clou était rouillé; tu n'as pas vraiment le choix...»

Quand on se blesse avec un clou rouillé ou un objet malpropre, on se méfie toujours du tétanos, bien qu'il soit presque disparu de nos pays industrialisés. Pourtant, on continue à recenser au Canada une vingtaine de cas, bon an mal an. Il est donc préférable de rester sur nos gardes.

C'est que le bacille du tétanos est l'un des plus redoutables. Il est partout : dans la terre, la poussière, les selles humaines ou animales. C'est toujours par une plaie que le bacille pénètre dans l'organisme. Une fois enfoncé dans les tissus, il injecte un poison extrêmement violent : la tétanospasmine. Ce poison attaque le système nerveux et provoque d'intenses contractions musculaires : on assiste alors à des spasmes qui vont des mâchoires jusqu'à l'abdomen et qui s'étendent ensuite à tous les membres.

Le tétanos est très souvent mortel. Comme il est impossible de l'éliminer du sol et de l'air, la principale arme qui reste contre lui, c'est la vaccination. D'ailleurs, lors de la Seconde Guerre mondiale, on sait que la vaccination contre le tétanos a permis de sauver des milliers de soldats.

Mais il n'est pas besoin de vivre dans les tranchées pour se blinder contre le bacille tétanique. Les enfants sont tenus de suivre un programme de vaccination; quant aux adultes, ils devraient recevoir un rappel de vaccin tous les dix ans.

Heureusement, pour quelqu'un qui aurait négligé de le faire et qui se serait infligé une blessure suspecte, il est possible de recevoir un antipoison après la blessure. C'est aussi une occasion de mettre à jour la vaccination.

Lors d'un départ pour les pays étrangers, la vaccination devient essentielle. C'est qu'ailleurs dans le monde, les mesures nécessaires pour se protéger du tétanos ne sont pas toujours faciles à trouver. En Inde par exemple, le tétanos est responsable de la moitié des décès chez les nouveau-nés et d'une bonne proportion de la mortalité adulte. En fermant la porte au tétanos, on peut ouvrir grande celle de l'aventure.

L'ÉPILEPSIE

Michel se rappelle avec frisson le jour où, petit garçon, il était tombé en bas de sa balançoire et s'était rentré un clou dans l'oeil. Par miracle, l'objet était passé à côté du globe oculaire et il s'en était tiré avec une peur bleue et beaucoup de sang bien rouge. Le pire, c'était l'événement qui l'avait fait tombé de sa balançoire : le copain avec qui il s'amusait venait de faire une crise d'épilepsie...

Voir quelqu'un faire une crise d'épilepsie peut faire peur, surtout quand c'est la première fois et qu'on n'a jamais entendu parler de cette maladie.

Dans le passé, on a longtemps cru que l'épilepsie était un phénomène échappant au champ de la médecine : quand on l'attribuait au diable ou aux péchés de la mère, c'était l'affaire du clergé;

lorsqu'on l'imputait à un dérèglement mental, c'était l'affaire des psychiatres...

Maintenant, on sait qu'il ne s'agit d'un phénomène ni diabolique ni psychiatrique, bien que la science soit encore assez ignorante des causes exactes de cette maladie étrange. Mais d'abord, il est bon de saisir ce qui se passe quand quelqu'un fait une convulsion.

Il existe dans le cerveau des groupes de cellules nerveuses qui dominent toutes les activités mentales et physiques : ce sont les neurones. C'est là que se trouve le centre de commandes qui permet de bouger les pieds, de percevoir un bruit ou de sentir une nouvelle odeur. Et les neurones sont habitées par ce qu'on appelle la volonté. Nous sommes conscients de bouger le pied gauche, nous décidons de nous étendre, nous «ordonnons» à notre bras droit de se lever pour aller éteindre le fichu réveille-matin qui a sonné bien trop tôt...

Lors d'une convulsion, la volonté n'a plus la maîtrise des mouvements. Des millions de neurones cérébraux envoient des décharges électriques anormales et irrégulières. Ces décharges provoquent la contraction involontaire de certains muscles. Chez quelques personnes, l'excitation électrique s'étend à l'ensemble du cerveau, ce qui provoque la contraction de tous les muscles. Quand le centre d'éveil est atteint, il se produit un évanouissement.

Les convulsions sont donc différentes selon l'endroit d'où est partie l'activité électrique anormale et selon la puissance de la décharge.

Les causes de l'épilepsie sont variées. Parmi les facteurs, mentionnons certains désordres du métabolisme (comme l'hypoglycémie), les infections (comme une méningite), les toxines (comme l'alcool et les hallucinogènes), les traumatismes crâniens, de même que les tumeurs et les abcès cérébraux. Mais la plupart des crises d'épilepsie n'ont pas de causes connues. Il est important de souligner que l'épilepsie n'affecte jamais l'intelligence.

Il est possible d'éliminer ou d'atténuer les crises d'épilepsie à l'aide de médicaments qui augmentent le seuil d'excitation des neurones. Et grâce à la chirurgie, on peut occasionnellement retirer la tumeur responsable ou enlever la partie du cerveau où se situe le foyer de la maladie. Mais dans la majorité des cas, les causes de l'épilepsie ne sont pas traitables. L'objectif des médicaments est alors de réduire l'activité électrique anormale du cerveau, afin de permettre au patient de fonctionner normalement. Idéalement, on cherchera à éliminer complètement les épisodes de convulsions, mais cet objectif est rarement atteint, entre autres à cause des effets secondaires indésirables qui suivent les traitements.

Plus de la moitié des épilepsies ne sont pas accompagnées de pertes de conscience, ce qui permet aux gens atteints de vivre à peu près normalement. Mais une proportion quand même considérable des malades doit vivre avec la menace de ces pertes de conscience, ce qui perturbe passablement la vie de tous les jours. Certaines personnes souffrent de cette affection seulement pendant leur enfance; elle disparaît complètement à l'adolescence.

Ce qu'il faut faire lorsque quelqu'un est en crise

On peut penser qu'il s'agit d'une crise d'épilepsie quand on se trouve face à une personne qui tombe brusquement sur le sol, et bouge les bras et les jambes en spasmes répétés, souvent violents. Voici les mesures à prendre à ce moment-là :

- Relâcher son collet de chemise.
- Enlever les objets pointus qui sont à proximité.
- Protéger sa tête en faisant un petit coussin avec une chemise ou un chandail.
- Ne jamais mettre d'objets dans sa bouche (il est faux de croire que les gens «avalent» leur langue).
- Quand la crise est terminée, on tourne la personne sur le côté pour évacuer les sécrétions accumulées dans sa bouche.
- Le malade ne doit pas rester seul tant qu'il n'a pas complètement repris conscience.

L'idée est simplement d'empêcher la personne de se blesser. Si la crise dure plus de dix minutes et si le malade ne reprend pas conscience après, il faut appeler l'ambulance.

AVOIR BON DOS : LE MAL DU SIÈCLE

On ne peut pas dire que la matinée ait été très productive au bureau. On est presque à l'heure du dîner et personne n'a commencé à travailler, à part Régine qui a entamé (à peine!) sa brochure sur le sida. «Je ne vous en tiendrai pas rigueur, dit la

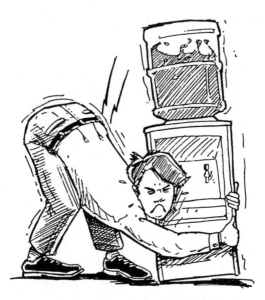

patronne avec un clin d'oeil, si vous me promettez d'être plus sérieux cet après-midi! En attendant, je vous laisse aller dîner; moi, j'ai rendez-vous avec mon beau masseur grec. Non, non, ne vous moquez pas. Il me soulage réellement de mon sempiternel mal de dos.»

Le mal de dos est un problème bien répandu en cette ère de travail de bureau... Mais il suffit parfois de peu de choses pour améliorer la situation. Un massage vigoureux et quelques exercices rétablissent souvent le tout.

Ainsi, cinq minutes par jour de redressements assis, c'est excellent pour le dos. L'important, c'est de les faire lentement et d'avoir les pieds libres, sinon c'est moins efficace.

Même quand on est assis à ne rien faire, notre dos, lui, travaille. Ses muscles se fatigueront moins vite si on appuie le bas du dos sur le dossier et si on a les genoux à la hauteur des hanches ou plus haut. Si on pense rester longtemps assis, on peut se croiser les jambes, mais à la condition de changer souvent de jambe... Mieux encore, on pose les pieds sur un support.

Il est bon aussi de se lever de temps en temps et de s'étirer un peu, comme un chat.

C'est la même chose dans un fauteuil moelleux. Il est préférable de garder le dos droit et appuyé au dossier. Et on paresse encore mieux si on soulève les jambes. Pour soulever un poids sans se donner un tour de rein, on suggère de commencer par se placer bien en face de l'objet; ensuite on s'accroupit et, avec les deux bras, on lève la charge en la gardant près du corps.

Il arrive parfois que l'on soit obligé de rester debout. Profitons-en alors pour exercer notre maintien : tête haute, dos droit, ventre rentré, bassin basculé vers l'avant. C'est plus facile à faire avec des talons bas parce qu'avec des talons hauts, le bas du dos se creuse et se contracte. Porter un sac lourd sur l'épaule, ça peut causer des maux de dos. Le mieux, c'est de répartir le poids également des deux côtés en portant le sac en bandoulière... ou en divisant son contenu en deux.

On peut se reposer le dos en se couchant sur le côté les genoux pliés, ou en s'étendant sur le dos un oreiller sous la nuque et un autre sous les genoux. On dort mieux ainsi et on se réveille en forme pour retourner au bureau et... torturer à nouveau son dos!

CHAPITRE 2

Une heure de dîner active

L'heure du dîner est arrivée et chacun s'apprête à sortir.

Geneviève est déjà partie se faire masser. La patronne est une habituée de ces séances et, depuis quelque temps, elle se rend toujours chez le même massothérapeute qui, semble-t-il, a des mains magiques. On commence d'ailleurs à bien la taquiner, au bureau, avec son beau masseur grec...

Daryelle entame sa longue marche quotidienne. Il arrive quelquefois que d'autres l'accompagnent, mais en général elle fait cette promenade seule.

Régine, pour sa part, a décidé récemment de se mettre en forme. Elle a d'ailleurs convaincu Michel de la suivre dans cette entreprise. Trois fois par semaine, ils iront dans un centre sportif, tout près, pour jouer au squash. Et c'est ce midi qu'ils commencent.

Quant à Réjean et Robert, ils vont souvent manger au restaurant. Aujourd'hui, ils invitent Deborah à

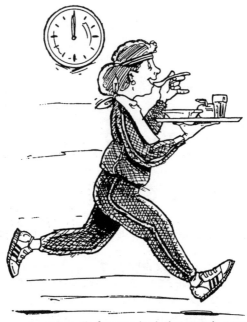

les accompagner; ils feront ainsi plus ample connaissance avec elle.

Suivons-les dans leurs occupations respectives...

SE REMETTRE D'UN INFARCTUS

Daryelle s'enquiert à la ronde si quelqu'un veut bien l'accompagner dans sa marche quotidienne. Il y a quelques années, elle a fait un infarctus et depuis, elle marche au moins un kilomètre chaque jour. «L'exercice n'ajoutera pas nécessairement des années à ma vie, aime bien dire Daryelle, mais je suis sûre que ça ajoute de la vie à mes années!»

UNE HEURE DE DÎNER ACTIVE

Il y a vingt ans à peine, les personnes victimes d'un infarctus ou considérées comme cardiaques étaient le plus souvent condamnées à l'inaction par leurs médecins. On croyait alors que l'exercice était dangereux dans de tels cas.

Aujourd'hui, les cardiologues conseillent au contraire à la plupart de leurs patients de reprendre graduellement, mais le plus rapidement possible, une forme d'activité physique. Le premier résultat en est une amélioration de leur qualité de vie.

La marche est l'exercice le plus fréquemment recommandé après un accident cardiaque, d'une part parce que c'est un exercice facile, et d'autre part, parce qu'elle nous permet vraiment d'y aller graduellement. On commence doucement, puis on augmente l'effort en accélérant le pas ou en faisant de plus longues randonnées. Le cardiaque peut aussi s'adonner à d'autres activités comme la bicyclette, la natation et le canot si sa condition physique le lui permet. Mais il doit veiller à ne pas dépasser ses limites.

De nos jours, plusieurs personnes souffrant de maladies coronariennes veulent faire des activités ou des sports intenses. Cela leur est possible, mais à la condition expresse qu'ils aient l'information nécessaire sur ces activités ou ces sports, et sur la maladie qui les affecte. Ainsi ils pourront y aller en toute sécurité et mieux profiter de leur entraînement.

Il faut également savoir qu'il est préférable d'attendre deux heures après les repas avant de s'adonner à un activité intense. Il faut toujours commencer par une période d'échauffement pour habituer ses muscles et son coeur à l'effort. À la fin de l'exercice, le retour au calme doit se faire de façon graduelle.

PLAIDOYER POUR LA MARCHE À PIED

Bien que la compagnie de Daryelle soit appréciée de tous, personne ne semble libre aujourd'hui pour l'accompagner. «Vous savez, j'adore marcher seule de toute façon. Mais dites-vous bien que c'est bon pour vous aussi, la marche à pied. Ce n'est pas seulement pour les vieilles dames cardiaques! lance-t-elle avec humour. Depuis quelques années, de plus en plus de gens choisissent la marche comme activité sportive.»

Il y a plus de 35 millions de personnes en Amérique du Nord qui s'adonnent à la marche à pied de façon sérieuse. Et ce n'est pas surprenant quand on pense aux innombrables avantages que comporte cette activité. Marcher est en réalité un exercice presque parfait.

D'abord, il n'exige aucun apprentissage : nous sommes des experts de la marche depuis notre plus tendre enfance! La marche, c'est doux, naturel et efficace. Grands et petits, jeunes ou vieux, en forme ou non, tous peuvent en tout temps trouver un rythme de marche à leur mesure. Il suffit de se lever pour passer à l'action. De plus, c'est un sport que l'on peut faire aussi bien seul qu'avec d'autres. Enfin, c'est un exercice qui permet de prendre l'air, de faire des rencontres, de découvrir différents quartiers et tout cela, sans qu'il en coûte un sou!

Mais il est un atout qui surpasse tous les autres : c'est que la marche améliore la forme physique et comporte peu de risque de blessures d'usure ou accidentelles. Si, en plus, on marche d'un bon pas, on améliore davantage le fonctionnement du coeur, des poumons et des muscles.

Plusieurs personnes célèbres ont vanté les vertus de la marche pour se détendre, pour penser, inventer ou simplement pour se «débrancher» du quotidien et rêver. On dit par exemple que Socrate trouvait ses meilleures idées en marchant et qu'Einstein partait fréquemment à la campagne, sac au dos, pour mieux réfléchir.

Pour que l'entraînement à la marche ait un effet vraiment notable, il faut marcher au moins trois fois par semaine, pendant 20 ou 30 minutes chaque fois, et tout cela d'un pas rapide s'accompagnant d'un léger essoufflement, sans s'arrêter en chemin. Un des buts de l'exercice est d'améliorer la condition du système cardiovasculaire (coeur, poumons, circulation) par un effort suffisamment intense pour provoquer une augmentation de la fréquence cardiaque. Au repos, le coeur bat en moyenne 70 fois par minute. Il s'agit en fait d'augmenter cette fréquence. C'est l'âge de chacun et sa condition physique qui déterminent la fréquence cardiaque qu'il faut viser à l'entraînement. Les bienfaits sur le coeur ne se font d'ailleurs pas attendre : on se sent déjà mieux après quelques jours d'entraînement à peine. Au bout de quelques mois seulement, on constate une baisse significative de la pression artérielle chez la plupart des patients qui souffrent d'hypertension. Des études ont aussi démontré une diminution de plus de 20 p. cent de la mortalité due aux maladies cardiovasculaires chez les gens qui marchent régulièrement au moins dix kilomètres par semaine.

L'entraînement à la marche comporte des avantages particuliers pour ceux et celles qui surveillent leur poids. On dépense environ 600 calories par semaine en faisant trois marches d'une trentaine de minutes. C'est l'équivalent de deux pointes de tarte par semaine et d'environ quatre kilos par année, ce qui n'est pas à dédaigner! Pour connaître votre dépense calorique, multipliez votre masse corporelle en kilogrammes par la distance parcourue. Par exemple, si vous pesez 70 kg et que vous ayez marché 10 km, vous aurez dépensé 700 calories.

La marche est bien sûr une activité peu coûteuse; cependant, il y a un achat qu'il vaut la peine de faire : de bons souliers de marche. Qui veut voyager loin ménage sa monture... Afin d'absorber l'impact du pied au sol, la chaussure idéale est à la fois absorbante et stabilisatrice; elle doit avoir un talon d'une hauteur raisonnable, un bon support pour l'arche du pied et suffisamment d'espace pour permettre de bouger les orteils. Les talons hauts et les souliers pointus doivent rester à la maison.

La marche, c'est un des sports les plus vieux du monde, mais il n'y a rien de tel pour rester jeune!

ENTRE LE REPAS ET L'EXERCICE, UNE PAUSE...

Deborah se propose pour accompagner Daryelle dans sa promenade, mais elle veut manger avant de partir: son ventre gargouille depuis plus d'une demi-heure! «Mangez avec moi tout de suite, on partira ensemble après», suggère Deborah. Daryelle ne peut accepter: elle ne mange jamais avant sa marche. Elle considère d'ailleurs que c'est là un des secrets de la bonne forme!

Bien des gens se souviennent des trois heures qui suivaient jadis les repas d'été, pendant lesquelles on nous obligeait à languir avant de sauter à l'eau. C'était il n'y a pas si longtemps, et les enfants attendaient toujours impatiemment que le coup des trois heures réglementaires ait sonné.

Nous avons relégué ce dogme aux oubliettes et nous nous baignons maintenant quand bon nous semble. Mais avions-nous tort de nous soumettre à un tel précepte? Pas tout à fait.

L'idée d'attendre quelque temps avant de faire de l'exercice n'est pas mauvaise du tout. Bien sûr, on n'en est pas à quelques minutes près. Certains parents utilisaient peut-être cette règle pour profiter de quelques heures au cours desquelles ils n'avaient personne à surveiller. Mais il est vrai qu'en général, le corps a besoin d'environ deux heures pour digérer un repas, et même plus s'il s'agit d'un repas copieux ou contenant beaucoup de gras. Le travail de la digestion appelle une grande quantité de sang dans l'abdomen. Pendant ce temps-là, il y a moins de sang dans les membres, comme les bras et les jambes.

Par ailleurs, les activités physiques intenses demandent elles aussi beaucoup de sang. Et si l'abdomen s'en sert déjà pour la digestion, les autres parties risquent d'en manquer. C'est alors que peut survenir la crampe, par exemple dans la jambe. Imaginons qu'on souffre d'une crampe au beau milieu d'un lac! Après avoir mangé, les deux heures de pause devraient être respectées, surtout quand on est d'un âge avancé.

Mis à part cette réserve, on peut faire de l'exercice à tout moment, le matin, l'après-midi ou le soir. Certaines personnes ont de la difficulté à s'endormir quand elles font de l'exercice tard dans la soirée; elles se retrouvent facilement excitées au point de faire de l'insomnie. Quand on fait partie de cette catégorie, il faut choisir un autre moment de la journée, tout simplement. Chaque chose en son temps!

NI TROP GROS NI TROP MAIGRE

Voyant que Daryelle refuse l'invitation de Deborah, Robert et Réjean se tournent vers la jeune Anglaise : «Veux-tu venir avec nous? On s'en allait justement casser la croûte...» Et Réjean d'ajouter : «Et pas n'importe où! Depuis que Robert s'est aperçu qu'il avait quelques kilos en trop autour de la ceinture, il court les menus minceur et les "restaurants-santé".»

Trop d'hommes souffrant d'embonpoint ne se préoccupent pas de leur excès de poids. Pourtant, la graisse qui s'accumule autour de la taille (ce phénomène est plus fréquent chez les hommes) semble comporter plus de risques pour la santé que celle qui s'accumule autour des hanches et des cuisses (ce qui est plus souvent le cas chez les femmes). De fait, la graisse abdominale est associée à un plus grand risque de maladies cardiovasculaires et métaboliques (par exemple le diabète).

Si certains hommes ne se soucient pas assez de leur taille, certaines femmes, quant à elles, s'en préoccupent peut-être un peu trop! Les femmes ont toujours été sensibles aux modes, qui leur ont d'ailleurs proposé toutes les formes corporelles imaginables. Il y eut le temps des précieuses adipeuses où la prospérité et la fertilité se mesuraient tout bonnement au tour de taille! Il y eut aussi l'allure mince et garçonne des années 20 et du charleston, sans oublier le style gracile et adolescent des années 60 avec son plus fameux mannequin, Twiggy! Dans les années 80, certains ont annoncé le retour de l'abondance et de la chair pendant que d'autres proposaient le modèle dernier cri : un corps d'acier sculpté à coup d'exercices avec haltères!

Mais la réalité est tout autre et le nouveau canon de la beauté a, fort heureusement, pris un nouveau nom. On parle désormais de «poids-santé». La beauté ressemble maintenant à l'harmonie du corps et au juste milieu.

C'est pourquoi il est inutile et même déconseillé d'abuser des régimes amaigrissants à la mode, de rechercher les élixirs ou les poudres miraculeuses pour perdre du poids. De toute façon, plus de 95 p. cent des gens qui suivent des régimes draconiens reprennent après environ six mois le poids perdu, ou même plus. Pour chaque personne, il existe une échelle de poids réaliste qui inclut une variété de silhouettes. En fait, il suffit de n'être ni trop gros ni trop maigre.

Ces conseils n'arrivent pas à toucher tout le monde : plus de la moitié des femmes se trouvent encore trop grosses. Pourtant, plusieurs d'entre elles se situent dans la gamme des «poids-santé» et, par conséquent, ne devraient pas chercher à maigrir.

Ce qui est important, c'est d'abord de connaître son poids idéal, puis de vérifier si on s'en écarte beaucoup.

Si c'est le cas, on doit alors faire attention. En effet, plus on excède son poids idéal, plus on risque de souffrir d'hypertension, de diabète et de maladies cardiaques. Cela est vrai aussi pour une minceur excessive, souvent associée à des déficiences nutritionnelles, à des problèmes cardiaques, à une fatigue chronique et à une moins grande résistance aux infections. L'obsession d'être mince dégénère parfois en anorexie, et les problèmes deviennent alors très sérieux.

La beauté propose aujourd'hui de nouveaux modèles : des muscles qui ont du tonus, un teint radieux, une bonne forme physique générale... Et cela, ça existe en plusieurs formats!

LA GRANDE FORME EN 90 MINUTES

Régine et Michel, pour leur part, s'apprêtent à aller jouer au squash. Ils vont rejoindre Joëlle, une des soeurs de Régine qui est professeure d'éducation physique. Avant de partir, Régine lance à Robert : «Inutile de te mettre au régime si tu ne fais pas d'exercice. Suis plutôt notre exemple, à Michel et à moi! On mange tout ce qu'on aime, mais on va

*le dépenser le midi, au centre sportif.» Et Michel
d'ajouter, sarcastique : «D'ailleurs au train où vont les
choses, dans trois mois Régine aura perdu tous ses
bourrelets et sera devenue mannequin à New York...»*

Il est certain qu'une activité physique faite
régulièrement affine la silhouette, mais si Régine a
des bourrelets, ce n'est pas en trois mois de squash
à temps partiel qu'elle pourra prétendre au titre de
Miss Québec!

Toutefois, les trois petites demi-heures
d'entraînement qu'elle et Michel s'obligent à faire
chaque semaine sont d'un immense bienfait, et pas
seulement pour la taille : une bonne condition physique agit de façon positive sur le métabolisme et le
système cardiovasculaire.

Un indice simple? La fréquence cardiaque,
c'est-à-dire le nombre de contractions cardiaques à
chaque minute. C'est le matin, avant même de se
lever, qu'il faut déterminer sa fréquence cardiaque.

La fréquence cardiaque au repos : un indice de la condition physique

Régine fume, elle a un léger excédent de poids
et commence à peine à s'entraîner. Elle aura donc
une fréquence cardiaque un peu trop élevée, tour-
nant autour de 80 ou 90 battements à la minute au
repos. Et c'est bien normal : quelques kilos en trop,
c'est l'équivalent d'une poche de patates de 5, 10
ou 15 kilos que l'on traînerait sur son dos! D'ailleurs,
ce poids indu s'accompagne très souvent d'une fatigue que plusieurs ressentent à la fin de la journée.
Si Régine était en excellente forme physique, si elle
avait son poids idéal et qu'elle ne fumât pas, elle

pourrait s'attendre à ce que sa fréquence cardiaque descende jusqu'à 55 et même 45 battements par minute, au repos, le matin. C'est le cas de sa soeur, Joëlle, que son métier garde dans une forme resplendissante.

Le coeur de Régine se contracte 90 fois par minute; celui de Joëlle, 45 fois, c'est-à-dire la moitié moins... Cela signifie que le coeur de Régine a besoin de deux battements pour pomper la même quantité de sang qu'un seul battement du coeur de Joëlle. Quand elles font du sport ensemble, la fréquence cardiaque de Régine augmente beaucoup plus que celle de Joëlle. En course à pied par exemple, Régine est déjà à 160 battements par minute, ce qui n'est pas loin de son maximum. Tandis que la fréquence cardiaque de sa soeur, à la même vitesse de course, n'est qu'à 95 ou à 100, à peine plus que celle de Régine au repos... C'est un peu pour cela qu'à la fin de la journée, Joëlle n'est jamais aussi fatiguée que Régine!

Pour améliorer sa condition cardiaque, il suffit pourtant que Régine s'adonne à son activité physique préférée trois fois par semaine. Chaque fois, pour s'assurer qu'elle adopte une intensité d'entraînement suffisamment élevée pour améliorer sa condition physique (mais pas trop élevée pour ne pas s'exténuer), elle devra surveiller sa respiration : elle ne devra jamais s'essouffler au point de ne plus être capable de tenir une conversation, mais elle s'essufflera suffisamment pour ne pas être capable de siffler une mélodie.

Idéalement, on maintient de façon continue ce niveau cible d'essoufflement. On recommande d'ailleurs de choisir des sports où l'effort est continu, par exemple la bicyclette et le ski de fond. Il est plus difficile d'atteindre un équilibre dans la fréquence cardiaque quand on fait un sport où l'effort varie d'un moment à l'autre, comme c'est le cas au tennis et au squash. Quant au ski alpin, c'est une activité bien agréable, qui contribue notamment à développer la coordination, l'endurance et la force musculaire des jambes. Mais ce n'est pas la meilleure façon d'améliorer l'état de son coeur : on exige très peu de lui, dans les descentes comme dans les remontées.

Pendant l'exercice, il est bon de se laisser simplement guider par son degré d'essoufflement. Si l'on bouge très peu, la fréquence cardiaque reste à son niveau de départ, la respiration est calme, mais on ne peut pas compter sur une amélioration réelle de sa condition physique. Un essoufflement léger s'accompagne d'un effet sensible sur la condition du système cardiovasculaire. Un essoufflement plus marqué a un effet plus prononcé, mais l'intensité de l'effort peut être difficile à maintenir pendant une longue période de temps.

Deux grandes qualités : mesure et assiduité

Il est très profitable de faire une bonne demi-heure d'activité physique trois fois par semaine. En faire plus longtemps et plus souvent, ça ne nuit pas, mais certaines personnes, particulièrement les plus âgées, peuvent éprouver des difficultés à récupérer entre les séances si elles sont trop fréquentes. Ainsi celles et ceux qui cherchent à améliorer leur forme et à diminuer leur fatigue de fin de journée, sans y consacrer trop de temps, doivent trouver la fréquence hebdomadaire qui leur convient.

Il est un principe qu'il faut suivre à tout prix pour retirer de l'exercice les bienfaits promis. C'est là un des secrets de la bonne forme, mais aussi l'un des aspects dont on tient le moins compte : l'assiduité. Seulement quelques semaines d'inaction, et la bonne condition physique s'envole. La fréquence cardiaque reprend aussitôt sa valeur élevée...

Ceux et celles qui ont déjà porté un plâtre comprendront facilement l'effet de quelques semaines d'inaction : quand on retire le plâtre après quelques semaines, le diamètre du membre a diminué de plusieurs centimètres et les muscles ont pratiquement fondu!

On dit que Rome ne s'est pas faite en un jour. Pourtant, il n'a fallu que quelques heures pour qu'un incendie la détruise presque complètement! Il en est de même pour la forme. C'est la persévérance et l'assiduité qui sont récompensées.

S'adapter à la réalité

Quand on choisit de faire un sport, on risque de manquer des séances à cause de partenaires qui abandonnent, de changements de saisons, ou de déplacements non prévus. À cela, il existe une solution qui vaut son pesant d'or : trouver des activités où l'on ne dépend de personne. Ainsi en est-il de la bicyclette sur place. On peut se procurer une bonne bicyclette stationnaire ou simplement installer son vélo ordinaire sur des supports spéciaux, ce qui n'est pas très coûteux.

Plusieurs font déjà la grimace en lisant cela. Pourtant la bicyclette sur place, c'est un appareil extraordinaire si l'on sait y trouver son profit... On peut en profiter pour écouter de la musique, si l'on veut, ou encore regarder la télé...

L'essentiel, c'est de choisir les moments de la journée qui conviennent, de placer la bicyclette dans une pièce agréable, d'y aller par étapes en commençant par dix minutes à la fois; autant de manières d'augmenter les chances d'être assidu à l'entraînement et de bien en profiter.

SPORTS SANS LENDEMAIN

Chemin faisant, Michel confie à Régine que chaque fois qu'il entreprend de s'exercer à un sport, ça finit toujours en queue de poisson : «Le cabanon chez moi est rempli de skis que j'ai mis cinq fois, de raquettes que j'ai utilisées à deux reprises, de bâtons de golf qui n'ont presque jamais servi. Que veux-tu? Je crois que je vais finir par l'admettre : je ne suis qu'un vieil intellectuel à lunettes...»

Tout le monde a connu, à un moment ou à un autre, une rage d'exercice physique. On est plein de bonnes intentions, bien décidé à se remettre en forme. Ça dure une semaine, un mois... puis on abandonne. Michel n'est pas le seul à réagir comme il le fait : la moitié des gens qui entreprennent un programme d'entraînement physique laissent tomber au cours des six premiers mois. Que peut-on faire alors pour persister?

D'abord il faut choisir une activité qu'on aime vraiment. Il n'est pas nécessaire qu'elle soit à la mode. On a toujours plus de chances de succès dans une discipline qui nous attire au départ. C'est donc, d'abord et avant tout, une question de choix.

Ensuite, ça devient une question de dosage. Il faut éviter la tentation d'y aller à fond de train au début. Il vaut mieux commencer lentement et avec de courtes périodes; puis, à mesure que la condition physique s'améliore, on augmente l'intensité, la durée et la fréquence.

Il existe aussi un bon truc pour se motiver : c'est de dessiner un tableau pour mieux voir sa progression d'une semaine à l'autre, d'un mois à l'autre et cela, en un seul coup d'oeil.

Enfin quand on sent une baisse d'intérêt (ça peut arriver), on évite d'abandonner. Il vaut mieux chercher consciencieusement le problème. Très souvent, il s'agit d'exiger de soi un peu de patience et de persévérance! Les recettes miracles, ça n'existe pas.

Et puis... la traversée du lac Saint-Jean peut attendre! Il est préférable de se lancer des défis qui sont accessibles à très court terme. Par exemple, si l'on a opté pour la natation, on ajoutera une longueur de piscine régulièrement. Si l'on fait du jogging, ce sera un tour de piste ou un pâté de maisons supplémentaires. Pour la marche à pied? Ajoutons donc deux coins de rue...

Ce qu'on oublie parfois, c'est qu'un programme de conditionnement physique, ça se planifie. Il est inutile de s'inscrire dans un centre pour un cours trois soirs par semaine si les responsabilités au bureau ou à la maison sont telles qu'il sera impossible de respecter ses rendez-vous.

Il faut aussi se donner un certain temps pour s'adapter à un nouvel horaire! Après tout, mettre du sport dans sa vie, c'est souvent un grand changement. Et si l'idée de vous entraîner seul ne vous sourit pas, demandez à un ami ou à *des* amis. Pourquoi pas? Même les intellectuels à lunettes trouveront du plaisir à se mettre en forme, s'ils sont entre semblables...

UNE RAQUETTE? ATTENTION AUX YEUX!

«Justement, parlant de lunettes, s'exclame Régine, nous allons passer par le magasin d'articles de sport. Il n'est pas question que tu joues au squash avec moi sans lunettes de protection.» Michel est touché par cette attention toute maternelle que lui porte sa collègue. «Sainte Régine, priez pour nous!», lui dit-il en lui collant un gros bec sur la joue.

Quand la balle de caoutchouc rebondit sur les murs d'un court de squash, elle atteint une vitesse qui lui permettrait de briser une vitre. Ainsi, dans divers sports de raquette, la balle peut facilement atteindre 125 kilomètres à l'heure, et la raquette, elle, 170 kilomètres à l'heure! Imaginons maintenant ce qu'elle peut faire aux yeux quand elle les frappe à la même vitesse!

C'est pourquoi, lorsque l'on fait un sport de raquette — même le tennis et le badminton —, il est primordial de porter des lunettes qui protègent *vraiment* les yeux. Celles qui se vendent en magasin à cette fin ne protègent pas toutes suffisamment. Il faut savoir les choisir. Ainsi, les lunettes protectrices sans lentilles laissent une ouverture par laquelle la balle, qui arrive à toute vitesse, peut toucher l'oeil. Quant aux lunettes de prescription ordinaires, elles risquent de se briser sous le choc et de blesser gravement l'oeil. Mieux vaut ne pas les porter du tout si on n'en a pas d'autres pour mettre par-dessus.

Pour faire un bon choix, il faut exiger que les lunettes soient de première qualité. Voici trois caractéristiques des bonnes lunettes :

1. Elles ont des lentilles moulées à même la monture;
2. Elles sont faites en polycarbonate, un matériau très résistant;
3. Elles n'ont pas de charnières aux tempes.

Avec des lunettes qui répondent à ces critères, on peut jouer en toute sécurité.

Quelques règles de sécurité pendant le jeu

Mais pour mettre ses yeux à l'abri, il ne suffit pas de porter des verres protecteurs. Encore faut-il connaître quelques règles élémentaires qui épargnent bien des blessures.

- Il est bon de laisser assez d'espace à son partenaire.
- On s'entend ensemble sur un signal de danger (exemple : «stop»).
- On doit toujours savoir où le partenaire se trouve sur le terrain.
- On se place autant que possible en diagonale par rapport à la balle et non à côté.
- Enfin, on évite de regarder en arrière pendant une partie...

Parce qu'il y a de meilleures façons de terminer un match qu'avec un oeil au beurre noir!

VOIR CLAIR DANS LES VERRES FUMÉS

En se dirigeant vers le magasin, Michel hésite : «Ce qui m'embête, Régine, c'est que je viens juste de mettre de l'argent sur des verres fumés!» Mais la réponse ne se fait pas attendre : «D'abord, ça n'a AUCUN rapport, lui rétorque Régine. Les lunettes de sport, ça protège des coups, mais pas des coups de soleil... Et puis je serais bien curieuse de voir ce que t'as choisi comme lunettes. Je parierais que t'as acheté n'importe quoi : beau, cher et pas bon!»

Il est vrai qu'à l'achat de lunettes fumées, vous pouvez en voir de toutes les couleurs. Mais il faut toujours garder à l'esprit que les verres fumés sont d'abord et avant tout un moyen de protéger ses yeux contre les rayons nuisibles. Ils ne doivent jouer leur rôle d'accessoire de beauté qu'ensuite!

En général, les gens prennent un grand soin à choisir leur verres correcteurs. Pourtant, tout change lorsqu'il s'agit de lunettes de soleil : trop souvent, on choisit le verre qui plaît et non celui qui convient.

N'importe quel verre teinté protège assurément des intensités lumineuses excessives. Mais ce dont il faut plus spécialement se méfier, ce sont des rayons ultraviolets et infrarouges. Ils sont beaucoup plus sournois que les autres, car ce sont des radiations invisibles à l'oeil nu. Ils peuvent fatiguer, irriter et même endommager les yeux.

COMMENT ÇA VA?

Comment choisir une bonne paire de lunettes fumées? Voici quatre points à surveiller. De bons verres solaires doivent :

1. Réduire l'éblouissement.

Il existe trois types d'éblouissement : l'éblouissement général, l'éblouissement par réflexion des rayons et l'éblouissement qui aveugle.

L'*éblouissement général* se produit lors de journées ensoleillées ou faiblement nuageuses : cet éblouissement peut être inconfortable et même douloureux. Il faut donc être sûr que les verres bloquent de 75 à 90 p. cent de la lumière visible.

L'*éblouissement par réflexion* est dû à la lumière du soleil qui se réfléchit sur l'eau, sur le sable, sur la route ou sur la neige. Pour contrer ce type de réflexion, on recommande les lentilles polarisées, surtout aux personnes qui s'adonnent aux sports marins, qui font beaucoup de route ou qui pratiquent le ski.

Enfin, l'*éblouissement qui aveugle* provient de la forte réflexion des phares des automobiles, à la pénombre ou durant la nuit. Cet éblouissement réduit temporairement la vision et il ne peut être corrigé par des verres solaires. Ainsi il est inutile et même dangereux de porter des verres fumés la nuit puisqu'ils nuisent à la vision et ne contribuent en rien à prévenir l'éblouissement.

2. Protéger contre les rayons ultraviolets (UV).

La plupart des étiquettes des lunettes solaires ne donnent aucune information sur la protection contre les ultraviolets. Pourtant, il est important de se prémunir contre ces rayons, car des doses excessives peuvent entre autres accélérer le développement de cataractes. Un optométriste ou un ophtalmologiste a accès à toutes ces informations techniques, ce qui lui permet souvent de bien conseiller ses clients. On recommande le plus souvent les UV 400.

3. **Être résistants aux chocs et de bonne qualité optique.**

«Prix plus élevé» ne signifie pas nécessairement «meilleure qualité», mais avant d'acheter la lunette d'aubaine, il faut considérer la qualité optique des verres, la durabilité de la monture, son ajustement (elle doit être adaptée à la morphologie de chacun) et la qualité de la protection contre les égratignures, les bris et les rayons ultraviolets. De plus, des lunettes solaires à bon marché contiennent, en guise de lentilles, de simples coques de plastique moulées peu résistantes tant aux chocs qu'aux égratignures. Il vaut mieux ne pas avoir de verres fumés plutôt que d'en avoir de mauvais. En effet, l'oeil au naturel aurait le réflexe de se protéger contre l'éblouissement, alors que s'il porte un verre de piètre qualité, il n'utilise pas son mécanisme de protection!

L'optométriste ou l'ophtalmologiste pourra vous montrer la qualité optique de vos verres solaires si vous en possédez déjà. Cela réserve parfois de drôles de surprises...

Un petit test tout simple

Il existe un petit test facile à faire pour vérifier, sur place, la bonne qualité optique des lunettes. On les tient à bout de bras et on regarde une ligne droite à travers les verres. On bouge ensuite la lunette de gauche à droite et de haut en bas. Si la ligne semble varier, c'est que la qualité optique laisse à désirer. En cas de doute, il vaut mieux demander conseil à des professionnels.

Et la couleur du verre?

La teinte des verres doit respecter le plus possible les couleurs naturelles. On conseille généralement le gris fumé pour les vues normales, le vert pour les presbytes et les hypermétropes, le brun pour les myopes. Le jaune rend le paysage plus ensoleillé, mais il est moins efficace. Le noir fatigue. Dans chaque teinte, il existe plusieurs gradations de couleurs : plus le ton est foncé, plus la lumière visible est absorbée.

Il existe aussi un verre photochromique qui a la propriété de s'assombrir au soleil et de s'éclaircir à l'ombre. Ce verre présente divers avantages : il est un excellent protecteur contre les rayons ultraviolets, il ne dénature pas les couleurs et présente toujours une teinte uniforme.

Les prix varient entre 80 $ et 250 $ pour des verres de qualité. Quant aux verres bon marché, la plupart filtrent mal; certains ont des défauts de surface. Cela peut fatiguer la vue, en accentuer les défauts et même provoquer des troubles inattendus comme des maux de tête.

Quand c'est le temps de s'acheter des verres fumés, ce n'est pas le temps de faire des économies. Sinon, ce sont les yeux qui en payeront le prix et qui coûteront, plus tard... les yeux de la tête!

L'ASPIRATEUR, C'EST PAS DU SPORT!

Robert, Réjean et Deborah sont tous trois attablés dans un sympathique petit restaurant, où l'on ne sert que des aliments «naturels». Pour mettre Deborah à son aise, Robert tente de la faire parler un peu d'elle : «Es-tu une sportive, toi?» Et Deborah de répondre, un peu piteuse : «J'ai déjà fait beaucoup de ski, mais maintenant, je crois que mon seul exercice, c'est le ménage chez moi!»

Passer l'aspirateur, nettoyer les planchers, laver les vitres, c'est loin d'être aussi efficace pour la forme que vingt longueurs de piscine. Car si c'était le cas, il y aurait plus de gens minces et en forme!

Mais il y a quand même moyen de tirer profit de cette dépense d'énergie presque obligatoire. Oui, si on s'active en frottant, le geste entraîne automatiquement une augmentation sensible de la dépense calorique.

C'est la même chose quand on marche avec bébé dans la poussette : si le pas est rapide, l'effet sur la condition physique est meilleur que si on marche à pas de tortue. À la limite, on peut faire en sorte que la sortie de bébé devienne une séance d'entraînement. C'est tout simple : il suffit de marcher à un rythme accéléré pendant 30 minutes, trois fois par semaine, et le tour est joué! On est aussi en forme que Michel et Régine le seront bientôt, s'ils persévèrent bien sûr... Et ce n'est pas bébé qui se plaindra de ces longues promenades en accéléré!

Bien des horaires ne permettent pas d'aller s'entraîner aussi régulièrement qu'on le voudrait. Les jeunes parents qui ont de petits enfants à la maison savent très bien l'organisation que cela leur demande pour partir, ne serait-ce qu'une heure. Et ce n'est pas dans un gymnase qu'ils font leur marché! Mais au lieu d'utiliser la voiture ou de faire livrer, ils pourraient prendre l'habitude de faire leurs commissions à pied et de ramener eux-mêmes les achats à la maison. Bien sûr, ce n'est pas comme ça qu'on devient champion olympique à la course de haies, mais c'est déjà mieux que de rester devant le téléviseur, à regarder un roman-fleuve...

DE L'EXERCICE EN PLEIN BOUCHON DE CIRCULATION

La conversation commence à se dégeler autour de la table du restaurant. «T'as bien raison, raconte Robert avec bonhomie; on peut faire de l'exercice partout, pas besoin d'aller dans un centre sportif! Prends moi par exemple; je me déplace très souvent en auto pendant la journée, à cause des clients que j'ai à voir. Eh bien! chaque fois que je suis pris dans un bouchon, j'en profite pour faire des exercices. J'en viens presque à aimer ça quand la circulation est bloquée. C'est à peu près le seul moment où je peux faire mes exercices...»

Robert a en partie raison : certains exercices bénéfiques peuvent se faire en tout temps et en tout lieu, même dans la voiture. De là à penser qu'il n'est plus nécessaire de s'inscrire dans des centres sportifs, c'est une autre histoire...

À l'intérieur de la voiture

Ainsi, quelqu'un qui sent des courbatures dans le dos et le cou peut facilement, tout en conduisant, faire les exercices suivants à plusieurs reprises pour se soulager :

- arrondir le dos et le pousser contre le dossier;
- tirer les bras vers l'avant et pointer les pieds vers le sol;
- respirer profondément et relâcher doucement la tête vers l'avant;
- faire ensuite quelques rotations du cou, de droite à gauche et de gauche à droite;
- faire des rotations des épaules, l'une après l'autre, en inspirant;
- contracter les bras et les avant-bras en serrant les poings;
- maintenir trois secondes la respiration, puis relâcher en expirant profondément.

Ça fait craquer les os et c'est très bien. Il suffit d'y aller doucement quand le bruit est trop fort!

Ces exercices comportent des avantages aussi bien sur le plan psychologique que sur le plan physiologique. Quand on est pris dans un bouchon, ce qu'il y a de plus difficile c'est de réussir à se détendre et à éviter le stress. Alors quand on n'a pas l'impression de perdre son temps, c'est déjà ça de gagné!

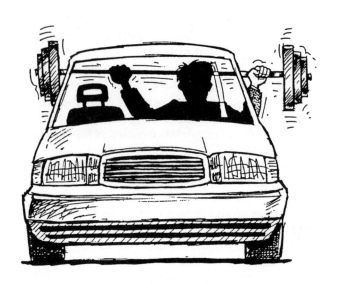

En montant et en descendant de la voiture

    L'exercice suivant peut se faire en montant et en descendant de l'auto, mais aussi dans une file d'attente, à l'épicerie, à la banque... n'importe où quoi!

- monter sur la pointe des pieds;
- contracter trois secondes;
- relâcher...

    Pour dégourdir les jambes, on peut faire du sur-place en piétinant le sol. Ensuite quelques flexions : une... deux... trois... C'est simple et ça fait toujours du bien.

EN BONNE ET DUE FORME...
AU TRAVAIL

Depuis quelque temps, tout le monde au bureau semble obsédé par sa condition physique. En fait, cela a commencé le jour où Geneviève, qui ne fait rien comme les autres, a entrepris d'aménager dans le bureau une salle d'exercice. Elle prétendait que des employés en forme sont plus heureux et travaillent mieux. «Ce n'est donc pas vraiment par générosité, avait-elle dit, un sourire malicieux accroché aux lèvres. Tout ce qu'il me reste à souhaiter, c'est que vous vous en serviez!»

Il est effectivement prouvé qu'un employé qui fait régulièrement des exercices pendant sa journée de travail est moins susceptible d'être atteint par la fatigue, commet moins d'erreurs et s'absente moins souvent pour cause de maladie. Il perçoit même sa routine de façon plus positive. Bref, il se sent plus satisfait de lui-même.

Les entreprises retirent donc beaucoup d'avantages à inciter leur personnel aux exercices physiques en milieu de travail. Le niveau d'absentéisme diminue souvent de 25 à 50 p. cent, le taux de blessures baisse considérablement et la productivité augmente de façon significative.

Bien sûr, ce sont surtout les grandes entreprises qui devraient se préoccuper d'offrir sur place des programmes de santé avec tout l'équipement nécessaire. En effet, les problèmes de motivation sont souvent le fait de ces compagnies que la croissance a malheureusement rendues plus anonymes. Mais même dans une petite entreprise, comme chez

COMMENT ÇA VA?

Maubourquette et Filles, la bonne forme des membres du personnel ne peut avoir que des effets positifs sur les destinées du bureau. Et il suffit de peu de choses pour stimuler les troupes.

Faire de l'exercice en milieu de travail, cela ne veut pas dire tout laisser tomber au beau milieu de l'après-midi pour se retrouver sur une pente de ski, ni quitter le bureau en pleine réunion pour s'entraîner au centre sportif du coin, ou encore devenir champion de basket-ball pendant la pause café! Mais voyons plutôt comment Geneviève s'y est prise.

D'abord, elle a récupéré une petite pièce qui lui servait de débarras depuis longtemps. Rafraîchir les murs avec quelques couches de peinture a fait beaucoup de bien. Le long d'un mur, elle a ensuite fait installer une barre d'appui ainsi qu'un miroir. Sur une banquette, elle a posé quelques poids et un extenseur. Sur un crochet, elle a suspendu une corde à danser, qui ne demande pas mieux que de servir. À chacun de choisir le type d'exercices qui lui convient!

Il faut toujours garder en tête le grand principe de la bonne forme physique : une demi-heure, trois fois par semaine, avec un degré d'essoufflement léger ou moyen.

Même avant que Geneviève installe sa petite palestre, comme elle l'appelle, il y avait de nombreux moyens de garder la forme. Ainsi, il était facile pour tout le monde de garer sa voiture à quelques kilomètres du bureau et de s'obliger ensuite à utiliser les escaliers pour monter à l'étage, en grimpant les marches deux par deux jusqu'à essoufflement modéré. Et le tour était joué : mine de rien, une des trois demi-heures recommandées venait de passer!

En fait, il suffit simplement d'un peu d'imagination...

MONTER À PIED? OUI, MAIS DE PIED FERME!

Au cours de la conversation qui se déroule au restaurant, chacun y va de son grain de sel pour montrer que les exercices font partie de sa vie quotidienne. «Moi, dit Réjean, ça fait au-delà d'un an que j'emprunte les escaliers pour monter au bureau. C'est devenu une habitude et je n'aurais même plus l'idée de prendre l'ascenseur. Mais je ne peux pas dire que je me sens très en forme pour autant!»

Les gens qui sont sédentaires cherchent souvent à comptabiliser chaque petit exercice qu'ils font pour montrer qu'ils n'ont pas de si mauvaises habitudes. Pour beaucoup, le fait de monter un ou deux étages à pied est la preuve suprême de leur bonne volonté. Malheureusement, lorsqu'on calcule la dépense d'énergie et qu'on analyse l'activité cardiaque, on s'aperçoit que cet exercice n'est peut-être pas fait à une intensité suffisante ou durant une période assez longue pour avoir une valeur importante.

Monter deux étages prend moins d'une minute. Cela est trop court pour être vraiment profitable. Si l'on compare ce temps à celui qui est accordé à d'autres formes d'activité, on s'aperçoit qu'il faudrait monter au quarantième étage pour parler d'un véritable exercice. Mais tous n'ont pas la *chance* de travailler au sommet des gratte-ciel...

Faut-il pour cela condamner totalement les escaliers comme moyen de se mettre en forme? Non. En empruntant les marches plutôt que les ascenseurs, vous augmentez sensiblement votre dépense calorique et les effets sur votre système cardiovasculaire, bien que très faibles, sont tout de même non négligeables. D'autre part, on peut emprunter les escaliers de façon plus probante : il suffit de monter et descendre à la course un bout d'escalier pendant un quart d'heure. On peut même s'en tenir aux trois mêmes marches, à la condition que cela dure un certain temps!

On voit de plus en plus dans les salles de conditionnement physique des appareils qui simulent des escaliers. En effet, le principe est excellent. Le modèle le plus courant est l'escalier mécanique qui permet de monter sans jamais avoir à descendre.

Il y a toutefois de légers risques à monter des marches : cet exercice produit rapidement une hausse de la fréquence cardiaque et de la pression artérielle, surtout chez les sédentaires chroniques. Il faut donc être prudent quand on souffre de problèmes d'hypertension et y aller graduellement.

Si l'on veut profiter du fait que son lieu de travail n'est pas situé au rez-de-chaussée pour s'entraîner à monter des marches, il faut le faire longtemps et souvent. C'est le prix à payer pour mettre cet exercice sur le même plan que la marche, la bicyclette ou le jogging. Et c'est seulement ainsi qu'on pourra participer à la compétition du «mille vertical», comme à l'*Empire State Building* de New York chaque année...

GARDER TOUTE SA TÊTE À VÉLO

Geneviève a fini sa séance de massage qui lui fait tant de bien. La voilà qui revient, sur sa bicyclette de ville, le panier d'en avant contenant son sac à main. Elle a beau être en talons hauts et en robe de soie, cela ne l'empêche pas d'avoir sur la tête son casque de sécurité. Et l'ensemble lui donne une allure fort sympathique.

Il n'y a pas si longtemps, les joueurs de hockey qui portaient un casque protecteur étaient rares. Maintenant, rares sont ceux qui n'en portent pas. Ce devrait être la même chose avec le vélo : pas de casque, pas de vélo!

Il s'agit de commencer. Au début on se sent un peu ridicule et on se trouve toutes sortes de raisons pour ne pas le porter. On se dit que dans le fond, cela n'est utile que pour les longs parcours, la compétition ou les enfants.

Pourtant, les accidents à vélo sont parfois tellement dramatiques, surtout quand le ou la cycliste n'avait pas pris la précaution de porter le casque! Pourquoi se passer d'un tel accessoire? Il est si peu coûteux qu'il vaut mieux ne pas lésiner sur cet achat. On se procure un casque rigide qui s'ajuste bien à la tête et qui ne voile pas la vision. On ajoute aussi un ruban réflecteur autour.

À bicyclette, tout va beaucoup mieux quand on connaît le code de la route. Chaque année, de nombreux cyclistes se blessent et certains perdent même la vie dans des accidents, très souvent à cause de la négligence des automobilistes, mais aussi parfois parce qu'ils ont été eux-mêmes carrément imprudents.

Aux arrêts, aux feux de circulation, il y a peu de cyclistes qui freinent ou qui mettent le pied à terre. Un sens unique, c'est un sens unique pour tous les véhicules de transport, y compris pour le vélo!

Il existe par surcroît toutes sortes d'objets qu'on peut placer sur la bicyclette pour la rendre plus sûre. Ainsi, il est bon de s'équiper d'un drapeau latéral et d'un rétroviseur. Quand on a appris à s'en servir, on ne peut plus s'en passer! Quand on roule, on doit aussi pouvoir se faire entendre. On se munit donc d'une clochette ou d'une trompe.

À la tombée du jour, il faut s'assurer d'être vu : un bon éclairage, cela veut dire des réflecteurs blancs à l'avant, rouges à l'arrière, ambres sur la roue avant et sur les pédales. Ça peut aussi vouloir dire des phares avant et arrière.

Et par-dessus tout, il faut se souvenir que le civisme, ça existe pour tout le monde : automobilistes, piétons et... cyclistes!

MÉMOIRE! POURQUOI M'ABANDONNES-TU?

Tout en roulant sur sa bicyclette, Geneviève aperçoit sa tante, Daryelle, qui marche d'un bon pas. «Tiens, comme tu as l'air songeuse! lui dit-elle en s'approchant. As-tu un problème?» Daryelle, surprise de cette rencontre fortuite, raconte alors à sa nièce qu'elle vient de croiser un voisin et qu'elle n'arrive pas à se rappeler son nom. «En vieillissant, je perds la mémoire je crois...»

On a souvent tendance à croire qu'en vieillissant, les oublis, la confusion et la distraction sont inévitables. On invoque alors des maladies graves, comme la sénilité ou la maladie d'Alzheimer. C'est là une perception largement répandue dans l'ensemble de la population; pourtant, la grande majorité des comportements en question ne sont dus ni à l'âge avancé ni à une maladie quelconque.

Les défaillances de la mémoire

En réalité, peu de personnes âgées souffrent de problèmes graves au cerveau. On estime que 90 p. cent des gens de plus de 70 ans n'ont pas de troubles cérébraux et que 80 p. cent des octogénaires gardent un fonctionnement mental sain. Ce qui se passe, c'est qu'en plus d'un léger ralentissement tout à fait normal, des phénomènes non naturels peuvent affecter la mémoire. En voici quelques-uns :

- la consommation de tranquillisants et de somnifères ou l'interaction négative entre des médicaments;
- un déséquilibre chimique (carence en potassium, taux anormal de sucre, etc);
- la dépression (sentiment d'inutilité, solitude, désespoir);
- des maladies soudaines (grippe, pneumonie);
- la malnutrition et la déshydratation;
- l'isolement social.

Toutes ces situations peuvent être modifiées. Il faut continuer à surveiller son équilibre émotif et alimentaire, et se méfier des tranquillisants et des somnifères, surtout quand on avance en âge.

Pour ce qui est des trous de mémoire, il faut toujours tenir compte de la sorte d'oublis dont on est victime. Quand on a oublié où sont les clés, le nom du voisin, ou bien l'endroit où est garée la voiture dans un parking souterrain, il n'y a pas de quoi parler de maladie d'Alzheimer. On peut mettre cela sur le compte de la fatigue ou de la distraction. Par contre, si on ne se souvient plus de son lieu de naissance ou du montant du loyer, c'est peut-être plus grave.

Des trucs

Quand on s'aperçoit que les trous de mémoire sont légers mais fréquents, qu'on n'a aucune maladie grave, mais qu'on est de plus en plus distrait, on applique alors une série de petits trucs qui aident à s'y retrouver.

- Il faut d'abord avoir de l'*organisation*. On fait des listes et on groupe les éléments par sujets (questions à poser au médecin, choses à acheter à l'épicerie...). On écrit tout cela sur de grandes feuilles faciles à consulter, qui restent toujours au même endroit. Et l'on tient un agenda des choses à faire.
- Il faut ensuite apprendre à *vérifier* si tout a été bien fait. On décrit à haute voix les gestes que l'on fait ou que l'on devait faire : « J'éteins le fer à repasser...», «Je mets le lait dans le frigo...», «J'ai verrouillé la porte...» On nomme tout haut les articles que l'on veut apporter dans son sac à main.

- Enfin, on suit scrupuleusement le principe suivant : *une place pour chaque chose et chaque chose à sa place.* On désigne un endroit précis pour déposer les articles importants (clés, documents, prothèses). On écrit son horaire en ce qui concerne les tâches ménagères et les courses à faire. Enfin, on utilise la minuterie de la cuisinière pour se rappeler l'heure d'une émission, le départ de l'autobus, etc.

La mémoire, une question de santé

En plus des trucs techniques, il est bon de se rappeler que l'attitude joue un grand rôle dans le comportement de la mémoire. En fait, la capacité d'apprentissage ne décroît pas avec l'âge. Des études ont démontré d'ailleurs que les gens croient avoir plus de défaillances de mémoire qu'ils n'en ont en réalité. Quand on prend le temps nécessaire, on peut apprendre aussi bien, qu'on soit jeune ou vieux.

Bien s'hydrater et se nourrir contribuent d'ailleurs à maintenir les facultés mentales en éveil. Le cerveau a besoin d'un corps en santé pour bien fonctionner. La déshydratation peut entraîner de la confusion et une difficulté à réfléchir; on recommande donc de six à huit verres de liquide par jour (ceci inclut le jus, la soupe, etc.).

La relaxation et la diminution du stress comptent aussi : il est conseillé de confier ses problèmes à un ami, à un parent et de faire autant d'exercice que l'on peut (marche, natation, danse, par exemple).

Et pour finir, un dernier petit truc : il faut garder le sens de l'humour envers et contre tout. «Faire un sourire quand tout chavire et trouver le ciel bleu quand il tonne et quand il pleut...»

LA MÉMOIRE : UN ORDINATEUR SANS GARANTIE

Geneviève écoute attentivement Daryelle parler de ses distractions. «Pourtant c'est drôle, lui fait-elle remarquer, quand tu décris des gens que tu rencontres, tu te souviens de leurs vêtements dans le moindre détail et quand tu parles d'un livre que t'as aimé, tu te rappelles à merveille chacun des personnages...»

Il est normal qu'en certaines circonstances, la mémoire de Daryelle soit très vive alors qu'elle présente des défaillances «inquiétantes» en d'autres temps. C'est que la mémoire est une faculté complexe qui agit selon un ensemble de facteurs très variés.

Un ordinateur hors-pair

Tout ce que nous savons est contenu dans notre mémoire. Celle-ci a une capacité de mettre en réserve plus d'information que l'ordinateur le plus puissant. D'ailleurs tout organisme vivant, aussi petit soit-il, est doté de la capacité de retenir de l'information. Sans cela, impossible d'apprendre quoi que ce soit!

Chez les humains, cette capacité de rétention est très vaste. De plus, elle diffère d'un individu à l'autre : notre mémoire fait de chacun de nous un être unique.

Deux types de mémoire

On parle généralement de deux types de mémoire : la mémoire à court terme et la mémoire à long terme.

La mémoire à court terme est la capacité de retenir des bribes d'information; elle dure entre quelques secondes et quelques heures. Le fait de retenir un numéro de téléphone dans le but de faire un appel en est un exemple. Si le numéro de téléphone n'est pas particulièrement important, on l'oublie généralement assez vite.

Selon certaines théories, cette mémoire serait liée à des courants électriques qui ont lieu dans le cerveau : un signal émetteur transporterait le message. Et selon la durée de ce signal, la pensée qui survient resterait dans le cerveau plus ou moins longtemps, c'est-à-dire le temps que la résonance se poursuive. (Après quoi, il faut rouvrir l'annuaire de téléphone.)

La **mémoire à long terme**, par contre, persiste pendant plusieurs jours ou même plusieurs années, ce qui fait penser qu'elle relève d'un changement de structure dans le cerveau. Un numéro de téléphone utilisé fréquemment, son propre numéro par exemple, devient partie intégrante de la mémoire à long terme. Dans ce cas, on peut s'en souvenir longtemps après.

Parmi tous les renseignements qui arrivent à la conscience, seulement 1 p. cent va dans la mémoire à long terme. Par la suite, même ces renseignements sont oubliés en grande partie. Il est heureux que notre cerveau ne sélectionne qu'une portion de nos pensées; autrement, il serait sursaturé d'informations.

Le fait de pouvoir se remémorer plus facilement une liste courte qu'une longue est une des caractéristiques de la mémoire. Cela peut sembler évident, mais la mémoire humaine n'enregistre pas comme un ruban magnétique sans fin. De plus, contrairement au ruban magnétique, la mémoire peut garder l'idée principale, même lorsque les détails sont oubliés.

Enfin, on croit que cette mémoire se manifeste de deux façons principales : en retenant les faits ou en retenant les habiletés. La mémoire des faits, c'est la capacité de retenir une information précise («Ton nom est Geneviève.» «C'est le jour de mon anniversaire.»). Lorsqu'on se plaint de ne pas avoir assez de mémoire, c'est à ce type d'informations qu'on se réfère généralement.

La mémoire des habiletés, quant à elle, s'acquiert par la pratique; une fois maîtrisée, une habileté s'oublie difficilement. C'est à cette mémoire que l'on fait appel pour apprendre à nager, à conduire une automobile ou à jouer d'un instrument de musique.

Un appareil mystérieux

Bien que l'on effectue des recherches depuis plusieurs dizaines d'années sur ce sujet, on ne peut pas encore expliquer de manière satisfaisante les mécanismes de la mémoire. Toutefois, on a appris certaines choses concernant la façon dont l'information est acquise et emmagasinée.

UNE HEURE DE DÎNER ACTIVE

Le cerveau acquiert des connaissances ou des habiletés grâce à l'enseignement ou à l'expérience. Et c'est par la mémoire que ces connaissances et ces habiletés s'intègrent au cerveau. Si nous n'avions pas de mémoire, nous referions sans cesse les mêmes erreurs. De la même manière, nous ne serions pas capables de renouveler nos réussites ou nos réalisations, sauf par hasard.

Dès la naissance, le système nerveux est complet, formé de circuits et de cellules cérébrales, qu'on appelle «neurones». Ce bagage génétique est le même pour tous; il fait partie des caractéristiques de l'espèce humaine. Cependant, après la naissance, au fur et à mesure que le cerveau emmagasine des informations et des expériences, les connexions entre les neurones se modifient, se complexifient, se développent.

Chaque fois que l'on apprend quelque chose, de nouveaux circuits se forment. Lorsque l'on fait appel à sa mémoire et qu'on sollicite ces circuits, des substances qu'on appelle «neurotransmetteurs» sont libérées par les terminaisons nerveuses. Ces neurotransmetteurs sont des sortes de «messagers» extraordinaires, qui établissent la communication entre les différentes cellules nerveuses. Après quelques années de ce va-et-vient, le circuit est suffisamment développé pour que l'on commence à se «souvenir». Cela explique pourquoi les souvenirs de la petite enfance sont si vagues.

Les neurotransmetteurs s'occupent d'acheminer les informations, mais ces informations sont si nombreuses que notre cerveau doit trouver un moyen d'en faire la sélection. Au départ, pour que les neurotransmetteurs soient sollicités, les choses doivent avoir fait une impression sur nous. On ne se souviendra que des choses auxquelles on a porté attention. La mémoire est donc sélective et trois fonctions lui permettent de faire ses choix : l'enregistrement, la rétention et la récupération.

L'enregistrement varie en fonction de l'intérêt qu'on accorde aux choses. Ce processus de triage est habituellement délibéré et contrôlé, mais il arrive parfois qu'il se fasse automatiquement. En fait, le cerveau prend constamment des décisions sur ce qui vaut ou non la peine d'être retenu.

Dès qu'il décide de retenir une donnée, il entreprend automatiquement d'organiser cette information nouvelle. Il commence par l'associer avec ce qu'il sait déjà, en utilisant des indices. Il ouvre un classeur, y place une chemise sur laquelle il pose une étiquette, en prévision du jour où il devra récupérer l'information. Tout n'entre donc pas en vrac dans la mémoire...

La rétention est le processus qui met en réserve l'information. Comme nous l'avons vu plus haut, elle agit de manière différente selon qu'il s'agit de la mémoire à court terme ou de la mémoire à long terme.

La récupération est le processus qui consiste à trouver et à extraire l'information qu'on a enregistrée et mise en réserve dans la mémoire à long terme. Le cerveau contient une incroyable quantité d'informations et on n'arrive pas toujours à récupérer celle qu'on désire au moment précis où on le désire. On a alors l'impression de chercher une aiguille dans une botte de foin et c'est là qu'on dit :

«Je l'ai sur le bout de la langue.» Le système de classement n'est pas toujours au point...

Les effets du vieillissement

Il arrive souvent que les gens insistent plus sur ce qu'ils oublient que sur ce qu'ils retiennent, effrayés par la perspective que leur ordinateur intérieur ne flanche. Mais la plupart fonctionnent ainsi : ils ont une bonne mémoire pour certaines choses et une mauvaise pour d'autres. Il faut savoir aussi que les informations retenues s'estompent quand on n'a pas à les utiliser.

Avec l'âge, ce qui s'affaiblit surtout dans le processus de mémorisation, c'est la rapidité d'enregistrement et de récupération, mais non pas le mécanisme lui-même. Nombre de gens âgés ont une meilleure capacité de raisonnement que les jeunes et réussissent mieux à résoudre des problèmes. La machine est plus lente, mais tout aussi efficace et contient beaucoup plus d'informations. Un vieux puits a meilleure eau, dit le proverbe.

La mémoire est un ordinateur fantastique, qui fait partie de l'ensemble de l'organisme humain. Nous devons donc en prendre soin, lui donner tout ce qui lui est nécessaire et ménager ses fonctions. Car il y a une faille dans le produit : il n'a aucune garantie et il est impossible de l'échanger pour un modèle plus récent...

LE GOLF

Daryelle a toujours été une femme active. Longtemps, elle a joué au golf, du temps où son mari était

COMMENT ÇA VA?

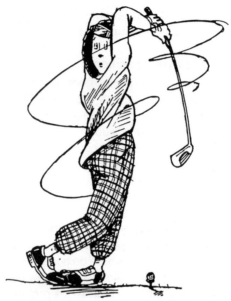

encore de ce monde. «As-tu complètement cessé?» *s'informe Geneviève. «Non! non! répond-elle, j'ai rejoué l'été dernier avec deux amies. On y allait trois ou quatre fois par semaine, mais tôt le matin. On arrivait sur le terrain à six heures et demie. À neuf heures, tout était fini!»*

Pourquoi donc, se demandent certains, faire rouler une petite balle blanche sur une belle pelouse? Est-ce vraiment là un exercice valable? La plupart des gens qui se posent ces questions n'ont, de toute évidence, jamais joué au golf.

Faire un parcours de 18 trous, ça équivaut à une marche d'environ cinq kilomètres. Trois parcours de golf par semaine et on aura marché 15 kilomètres. C'est quand même une bonne promenade! La marche est un des meilleurs exercices qu'on puisse faire pour conserver sa santé; le golf est donc une activité tout à fait recommandée.

Ce sport permet aussi d'augmenter plus d'un facteur de la condition physique d'une personne. Les mouvements qui servent à frapper la balle assouplissent le haut du dos et sollicitent des muscles généralement peu utilisés. Ceux et celles qui ont quelques kilos en trop peuvent ainsi réussir à régulariser leur poids. La seule restriction : quand on n'est vraiment pas en forme, il vaut mieux faire quelques exercices avant de s'y mettre. Cela évite des étirements douloureux ou des déchirures musculaires.

De plus, toute activité physique contribue à rendre actif, fonctionnel et indépendant. Par le fait même, on améliore son mieux-être mental. Être actif régulièrement, au golf ou ailleurs, c'est s'offrir une qualité de vie supérieure.

Le golf, c'est donc beaucoup plus qu'une simple petite balle blanche qui roule sur une belle pelouse. Peu importe l'âge et la moyenne au jeu, on est toujours gagnant.

ENTRONS DANS LA DANSE

C'est pendant l'été que Daryelle joue au golf. Le reste de l'année, elle fait souvent ce que la fourmi a suggéré à la cigale... elle danse. Quoi de mieux pour joindre l'utile à l'agréable? Depuis quelques années, elle s'est découvert une passion qu'elle partage d'ailleurs avec plusieurs autres : le tango. Tous les dimanches soir, elle se rend dans un café où des gens de différents âges dansent sur cette musique au répertoire inépuisable.

Si le répertoire de tango est inépuisable, on peut dire aussi que la danse en général comporte d'inépuisables bienfaits. Bien sûr, certains styles demandent une très bonne condition physique. Mais la plupart des danses qu'on dit «sociales» permettent à ceux qui s'y adonnent de les adapter à leurs capacités. Si l'on est un ou une athlète, on ne dansera pas comme une dame de soixante ans qui cherche à s'amuser! Pourtant tout le monde y trouve son compte puisqu'il n'est pas nécessaire d'être virtuose pour avoir du plaisir à danser.

La danse est une excellente façon de maintenir la forme en s'amusant. Cela permet de se détendre tout en faisant des exercices de coordination, d'équilibre et de posture. Et puis ça permet de rester jeune et de rencontrer des gens. Personne ne s'y ennuie. De plus, on n'est jamais trop jeune ni trop vieux pour danser. Cependant, il ne faut pas oublier qu'il s'agit d'un exercice physique. Les personnes qui souffrent d'arthrite ou de maux de dos légers doivent y aller prudemment.

Pour mieux profiter de la soirée, on procède à un échauffement avant la danse. On marche, on fait quelques exercices d'assouplissement. Après la danse, on respire à fond pour revenir tranquillement au calme.

Chacun danse selon son propre rythme et de préférence avec un partenaire qui a la même endurance. On laisse tomber les mouvements trop compliqués ou dangereux. Et dès que le besoin se fait sentir, on s'arrête et on profite de ce moment de repos pour échanger quelques mots.

SE JETER À L'EAU À TOUT ÂGE

Geneviève et Daryelle continuent à parler tout en s'approchant du bureau. Puis Geneviève quitte sa tante et part de son côté : elle s'en va s'inscrire à la piscine du quartier. Elle aussi doit être en forme, surtout si elle veut donner l'exemple! Mais rien à faire pour convaincre Daryelle de faire des longueurs : «Je ne sais pas nager, lui a-t-elle répondu, et ce n'est pas à mon âge que je vais apprendre!»

«Et pourquoi pas?» aurait pu lui répondre Geneviève. En effet, il existe des cours d'acclimatation à l'eau pour ceux et celles qui en ont peur. Ces cours sont généralement donnés à des gens plus âgés; ils sont conçus pour surmonter les peurs et donner confiance. Il est tellement normal de craindre l'eau quand on ne sait pas nager! Plusieurs personnes qui n'ont pas appris dans leur enfance vivent avec cette crainte et, malheureusement, se privent d'un grand plaisir.

De toute façon, pour faire des exercices aquatiques, il n'est même pas nécessaire de savoir nager. Le but, ce n'est pas de faire les Olympiques, mais bien de se mettre en forme. Et pour ce faire, il n'y a rien de tel que les exercices dans l'eau. Comme équipement, on n'a besoin de rien ou presque : un maillot, une serviette et, pour celles et ceux qui le désirent, des lunettes protectrices et un bonnet de bain. Ainsi, l'eau ne s'infiltre ni dans les oreilles ni dans les yeux. Il peut être utile et amusant de s'équiper d'un ballon pour bouger.

L'eau, même celle d'une piscine, c'est vivifiant et relaxant. De plus, les risques de blessures y sont presque nuls. Les mouvements y sont plus faciles à faire qu'au sol et même la résistance de l'eau devient un outil de musculation.

Quand on va à l'eau, il y a trois choses à retenir. D'abord, on n'abuse pas de ses forces. Ensuite, on fait des mouvements lents et réguliers, ce qui est tout aussi profitable et permet d'éviter la fatigue inutile. Surtout, il ne faut pas oublier de respirer. C'est curieux, mais on a souvent tendance à retenir son souffle pendant un effort.

Il faut aussi se reposer de temps en temps. Le repos fait partie d'un bon entraînement. Ce qui est encourageant avec les exercices aquatiques, c'est que dès le début, on s'aperçoit de leurs bienfaits : cela favorise un bon sommeil, permet la détente et ouvre l'appétit!

Même pour des personnes qui sont sédentaires depuis longtemps, on note de grandes améliorations dans la forme physique. Il n'est jamais trop tard pour bien faire!

L'EAU ET LE SEL APRÈS L'EFFORT

Geneviève revient en sueur au bureau. Portant sa bicyclette à bout de bras pour l'attacher sur le palier, à l'abri des voleurs, elle souffle et grogne un peu contre la chaleur. Par cette belle et chaude journée de printemps, personne n'est surpris de l'entendre dire qu'elle ne souhaite qu'une chose : un bon grand verre d'eau glacée!

UNE HEURE DE DÎNER ACTIVE

Est-ce vraiment une bonne idée que de boire de l'eau froide après avoir eu très chaud? Bien sûr, cela fait du bien de se rafraîchir au cours d'une activité physique intense; cela aide, entre autres, à abaisser la température du corps. Cependant, on a souvent tendance à boire trop rapidement et, surtout, trop froid.

Il faut boire pour étancher sa soif, mais il faut éviter l'eau glacée : l'écart de température entre le corps et l'eau est alors trop grand. Cela cause un choc. Quand on a chaud, on transpire, on se déshydrate et il faut toujours compenser cette perte d'eau en buvant. Les eaux gazéifiées et les boissons gazeuses ne sont pas recommandées parce que le gaz gonfle l'estomac, ce qui est très désagréable.

Il peut arriver qu'après avoir effectué un effort soutenu, on ait envie de manger salé. En transpirant, on élimine dans la sueur une assez grande quantité de sodium et de potassium. La fringale est la sonnette d'alarme. Pour l'éteindre, il suffit d'un jus de légumes ou de noix salées!

Il est important de respecter les besoins de son organisme. Ainsi, quand on fait un effort intense, il faut compenser pour tout ce qu'on perd en eau ou en sel. On résiste alors mieux à l'effort.

CHAPITRE 3

De retour au travail

Au début de l'après-midi, tous les membres du personnel de chez Maubourquette et Filles *sont revenus à leur poste. Après leur partie de squash, Michel et Régine n'ont eu que le temps d'avaler un sandwich en vitesse. Par contre, Réjean, Robert et Deborah se sont bien régalés au restaurant. Mais il y a beaucoup de pain sur la planche au bureau, et chacun de son côté s'attelle à la tâche.*

Daryelle s'apprête à dire au revoir. Elle a rafraîchi ses bouquets de fleurs et préparé suffisamment de café pour tout le monde, comme à l'accoutumée. Avant de quitter le bureau, elle s'installe dans la petite palestre avec l'intention de lever des poids. «Ce n'est pas parce qu'on a soixante ans qu'on doit se laisser aller», se dit-elle. Daryelle a toujours été séduisante et est bien décidée à le rester, malgré l'inévitable marque des ans.

C'est arrivé bêtement. Après s'être pesée, elle a voulu descendre du pèse-personne et... s'est tourné le pied! Incapable de se relever de sa chute, elle a bientôt vu six têtes amicales penchées sur elle pour lui porter secours. Décidément, l'après-midi commençait bien mal.

UNE TROUSSE DE PRÊT-À-SOIGNER

Daryelle semble incapable de se relever. Foulure? Entorse? Fracture? Doit-elle se rendre à l'hôpital? C'est Geneviève qui tranche. «J'ai ici une trousse de secours, dit-elle. On va d'abord t'installer des attelles pour maintenir ton pied immobile. Tu pourras ensuite prendre un taxi pour aller te faire examiner plus sérieusement.»

Il est important d'avoir une trousse de premiers soins au bureau et à la maison. Pensons-y : qui donc ne s'est jamais blessé, ne serait-ce qu'en faisant à manger?

Dans une trousse de premiers soins, on mettra des ciseaux à bandage, une pince à échardes, des épingles de sûreté, un thermomètre; ce sont là les éléments de base. On y ajoutera des pansements, des écharpes, des attelles, des bandes de gaze, des compresses.

On évitera cependant d'inclure le peroxyde et le mercurochrome. Ces produits peuvent irriter la peau, affaiblir le pouvoir de cicatrisation et provoquer des allergies.

Ensuite, on complète la trousse avec les articles qu'on a sous la main. D'abord pour désinfecter, il n'y a rien de tel que de l'eau tiède et du savon doux; c'est avec cela qu'on nettoie une plaie, même si elle est profonde. Pour arrêter un saignement, un linge propre suffit; le papier cellophane peut aussi servir à cette fin.

Fabriquer une attelle est très simple : il suffit de prendre un journal ou une bonne grosse revue. On l'installe le long du bras ou de la jambe blessée et on le fixe avec du ruban adhésif. Pour maintenir le membre dans la bonne position, on doit ensuite confectionner une écharpe, en prenant, par exemple, une veste qu'on rattache par-dessus l'attelle avec une épingle de sûreté.

Il existe bien des trucs pour savoir comment réagir en situation d'urgence. Il peut même arriver que l'un d'eux sauve une vie. C'est pour cette raison qu'il faut toujours garder près du téléphone les numéros de l'urgence et du centre antipoison. Dans certaines situations particulièrement graves, ces numéros peuvent représenter le salut!

LA RAGE DE DENTS

«Et dans ta trousse de prêt-à-soigner, peut-être devrais-tu ajouter des clous de girofle, suggère Robert. Ma grand-mère prétendait que c'était un bon moyen de soulager un mal de dents.» *«Elle avait bien raison, lui répond Geneviève en se moquant. Le goût était tellement mauvais que les gens en oubliaient leur douleur!»*

Geneviève et Robert ont tout aussi raison l'un que l'autre. Il n'est pas si farfelu de mordre dans un clou de girofle quand on a mal aux dents. L'huile de cette épice contient de l'*eugénol*, une substance qui a des propriétés analgésiques. Mais il y en a si peu dans un seul clou que l'efficacité du traitement est probablement due à la puissante saveur du clou plus qu'à sa composition biochimique.

Aujourd'hui, on trouve en pharmacie des produits à base d'huile de clou de girofle. Et il existe bien sûr toute une panoplie d'analgésiques qui font l'affaire; ce sont des onguents que l'on applique directement sur la dent. Mais deux comprimés analgésiques suffisent en général pour calmer la douleur dans l'immédiat. Toutefois, il faut les avaler, et non pas les écraser sous la dent : ça endommagerait les tissus.

Tout le monde le sait, une rage de dents représente en général une douleur assez violente pour obliger la «victime» à prendre des mesures d'urgence. Le mal est quelquefois foudroyant et prend le sujet par surprise, sans donner aucun signe avant-coureur; de plus il frappe à tout âge, bien qu'il soit plus fréquent chez les jeunes; ceux-ci ont un système immunitaire qui réagit avec plus de virulence aux stimuli.

Les aliments très chauds ou très froids, le sucre, une forte pression à la mastication, voilà quelques-uns de ces stimuli qui déclenchent la douleur. Mais ce ne sont là que les causes extérieures. La véritable source du problème, c'est souvent une carie profonde ou une obturation qui est tombée. Il arrive aussi qu'une dent mal placée provoque des douleurs. Souvent sans qu'on n'y voie rien, la dent coupable exerce une pression sur ses voisines. Les tissus mous en périphérie se transforment, provoquant une réaction inflammatoire entre l'os et la dent. À la longue, l'os affecté à son tour se modifie et crée ce qu'on appelle le traumatisme de la «mordée». C'est alors la rage de dents.

Voici un autre exemple : on fend l'une de ses dents en mordant dans quelque chose de dur, comme un noyau d'olive. La douleur s'estompe assez rapidement, mais la fissure reste là. Peu à peu, elle s'ouvre imperceptiblement à cause des infiltrations de nourriture ou d'autres causes extérieures. Un beau jour, une réaction se produit, et c'est la rage de dents.

Les fameuses dents de sagesse qui ne parviennent pas à faire leur chemin jusqu'à l'extérieur peuvent elles aussi provoquer de la douleur. Alors, quand ça fait mal, on peut se soulager tout de suite avec des analgésiques pour se précipiter ensuite chez son dentiste; sinon, la situation risque d'empirer rapidement!

SAUVEZ MA DENT!

«Ah! les dents! s'exclame Régine. Ce sont de drôles de petits bijoux que nous avons dans la bouche. Je me rappelle encore du jour où ma petite soeur Béatrice est tombée de sa bicyclette et s'est frappé le visage sur l'asphalte. Elle est entrée à la maison la figure ensanglantée et tenant dans la main une de ses dents d'en avant... Elle aurait eu un diamant noir entre les doigts que ça n'aurait pas fait plus d'effet!»

Quand on perd une dent, tout n'est pas perdu si l'on agit très vite. Il faut d'abord retrouver la dent. Si elle est complète, il y a de l'espoir. On la rince délicatement à l'eau salée sans la frotter, puis on la remet en place. On mord alors doucement dans un sachet de thé humide jusqu'à ce que l'on arrive chez le dentiste ou à l'urgence. Dans 90 p. cent des cas, quand la dent est replacée dans l'heure, on réussit à la faire reprendre. Si on n'arrive pas à la replacer, il faut veiller à ce qu'elle reste humide. On la fait donc tremper dans du lait ou de l'eau salée.

On doit tout tenter pour conserver une dent tombée, même s'il s'agit d'une dent de lait. Une dent sauvée permet aux autres dents de pousser correctement, à la bonne place. Toutefois, même si l'on réussit à remettre la dent bien en place et que la circulation se refait, le nerf est mort. C'est pourquoi le dentiste procédera à une dévitalisation de la dent (ou traitement de canal). Cette intervention rend malheureusement la dent grisâtre à la longue; mais l'inconvénient est mineur si l'on considère qu'il est possible de garder la dent dix ans, vingt ans et même plus...

Une dent à moitié brisée

Quand c'est un coin de dent qui est cassé, il s'agit d'un problème plus facile à résoudre. Rien n'y paraîtra si le traitement a lieu rapidement. Mais en attendant que la dent abîmée soit réparée, il faut lui éviter le contact avec des aliments très chauds ou très froids. Si la cassure est profonde, il ne faut pas que la dent reste longtemps exposée à l'air : elle aurait alors tendance à se dévitaliser. Pour éviter ce problème, on protège la partie brisée en la recouvrant d'une gomme à mâcher sans sucre ou d'un mélange d'huile de clou de girofle et d'oxyde de zinc, une pâte que le pharmacien peut fabriquer.

LES BROCHES, UNE CATASTROPHE?

«Et puis, continue Régine, on n'a jamais su si c'était à cause de cet accident, mais Béatrice s'est mise à avoir des problèmes de dentition... Elle a dû passer toute son adolescence avec un attirail de broches dans la bouche, ce qui lui a donné un paquet de complexes vis-à-vis des garçons.»

Fort heureusement, l'attitude face aux broches a changé depuis une trentaine d'années. D'abord, de plus en plus de gens en portent parce qu'ils ont compris que ce traitement est avantageux à divers points de vue, et pas uniquement sur le plan esthétique. Ensuite, les broches sont souvent plus discrètes de nos jours qu'elles ne l'étaient il y a trente ans, alors qu'il fallait avoir recours à un désagréable système d'élastiques très apparents pour maintenir les mâchoires en bonne posture.

Des dents mal placées peuvent avoir des conséquences fâcheuses sur plusieurs plans : maux de tête et de cou, sensibilité et mobilité des dents, maladies de gencives, taux exagéré de caries et affaissement du bas du visage. Des dents bien droites permettent de mieux mastiquer, donc de mieux digérer.

Les deux mâchoires agissent en effet comme un système de charnières. Le maxillaire supérieur est fixe et fait partie du crâne. Celui du bas est mobile et fait office de penture. Pour que l'ensemble fonctionne bien, les dents d'en haut et d'en bas doivent s'aligner correctement. On peut aisément sentir les mouvements de penture du maxillaire inférieur en plaçant les mains en avant des oreilles et en ouvrant la bouche. Quand les dents sont mal alignées, ce mécanisme fait défaut. Ceci peut générer des craquements et des bruits à l'articulation. Parfois les dents mal alignées retiennent la nourriture et provoquent ainsi des caries. De plus, il faut savoir que chacune des dents a son rôle. Les dents d'en avant coupent les aliments alors que celles d'en arrière les broient. Si une dent manque, une seule, ses voisines se mettent à bouger pour remplir l'espace, ce qui provoque un déséquilibre dans la disposition des dents. Quand vient le temps de mastiquer, ces dents mal placées ne correspondent plus à celles de la mâchoire opposée et il s'ensuit des problèmes d'occlusion. La solution à toutes ces difficultés : les broches.

Quelques-uns croient que l'orthodontie coûte cher et n'est bonne que pour les enfants. Mais ce sont là le plus souvent des préjugés. L'orthodontie est une discipline en évolution constante. Ainsi, pour rendre les broches plus esthétiques, les boîtiers sont maintenant beaucoup plus petits et disponibles en porcelaine. Dans certains cas, les broches peuvent même être portées à l'intérieur. De toute façon, le résultat final offre presque toujours un sourire amélioré dont on jouit toute sa vie.

En ce qui concerne les coûts, il est vrai qu'un traitement complet, qui dure environ deux ans, est assez onéreux. Mais il est bon de se rappeler que ces soins sont payables par mensualités et que des dents croches entraînent aussi des coûts, à plus ou moins long terme; caries, problèmes d'articulation ou ennuis musculaires représentent des désagréments non négligeables.

Autre point important : l'orthodontie ne s'adresse pas qu'aux enfants. De plus en plus d'adultes préoccupés par leur santé dentaire ont recours à des soins orthodontiques. Toute personne, à tout âge, peut bénéficier de ces soins pour améliorer un problème fonctionnel ou esthétique.

PAUVRES DENTIERS, PAUVRE MISÈRE...

«Puis un jour, Béatrice est arrivée en réclamant... un dentier! Elle en avait assez de ses problèmes et croyait qu'elle serait épargnée avec une prothèse. Mon père a tôt fait de la convaincre qu'un dentier lui apporterait tout autant d'ennuis sinon plus! Il en savait quelque chose : il a regretté toute sa vie de s'être fait enlever les dents quand il n'était encore qu'un adolescent.»

Bien des gens entretiennent l'illusion que le port d'une prothèse dentaire signifie la fin de leurs problèmes. Il est vrai qu'il n'y a pas si longtemps (une trentaine d'années), on avait plus rapidement recours à l'extraction pour résoudre un problème dentaire.

Pourtant, la durée de vie d'un dentier n'est que de cinq ans environ. Après, on doit refaire une nouvelle prothèse, ajustée à la configuration des gencives, qui ont tendance à s'amincir à la longue. Et l'ajustement d'une prothèse est un travail de grande précision; un dentier nécessite donc autant, sinon plus de soins que les dents naturelles.

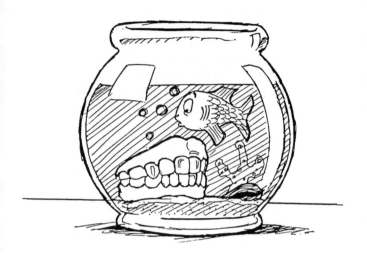

D'abord, l'entretien est plus fastidieux avec un dentier. Non seulement faut-il se laver les dents après chaque repas, comme tout le monde, mais en plus, il faut le retirer tous les soirs pour laisser reposer la muqueuse des gencives, le port continuel des prothèses entraînant une atrophie de celles-ci. Dans ces conditions, le dentier devient plus rapidement inadéquat. On le met donc dans l'eau toutes les nuits, car un dentier «au sec» se déforme en 24 heures. Il n'est cependant pas nécessaire de se procurer des produits spéciaux pour faire tremper la prothèse; il suffit d'un peu de soda dans l'eau. Quant au lavage des dents, il faut savoir que la plaque dentaire s'accumule sur le dentier comme sur les dents naturelles.

Et puis, quiconque n'a jamais porté de dentier peut être tenté de croire que l'ajustement de ces prothèses se résume à la prise d'empreintes chez le dentiste. En réalité, après l'étape des empreintes, il faut de cinq à six visites pour ajuster le plus finement possible la position des dents, leurs formes et leur couleur. Dans le prix d'une prothèse, les matériaux ne comptent que pour environ 20 p. cent du total. En fait, la majeure partie des coûts sert à défrayer le travail d'ajustement. Et même quand la prothèse est bien ajustée, il faut absolument consulter son dentiste annuellement pour prévenir les problèmes d'irritation. En plus de tous ces inconvénients, le fait de porter des dentiers nuit à la dégustation des aliments.

Enfin, rien n'est plus joli que des dents qui ressemblent à la personne qui les porte. C'est ainsi que la nature a fabriqué les humains. Béatrice n'a jamais regretté d'avoir écouté son père. Maintenant elle a de belles dents, pour la vie!

ADIEU! DENTS DE SAGESSE!

Et Régine de continuer : «Se faire enlever les dents à l'époque, c'était quelque chose. Mon père, qui venait de la campagne, a connu ma mère en France pendant la guerre. Elle nous parle encore de son étonnement quand son beau grand Québécois lui a raconté comment il s'était fait arracher toutes les dents par son propre père, avec des pinces de garage! Je serais bien morte après une pareille charcuterie, moi qui ai tellement souffert l'an dernier pour deux pauvres dents de sagesse qu'on m'a enlevées!»

COMMENT ÇA VA?

Ceux qui ont à se faire extraire des dents de sagesse doivent souvent subir en quelque sorte une double épreuve; non seulement l'extraction de ces dents est-elle en soi une véritable petite chirurgie, mais, en plus, il est notoire que les gens prennent un malin plaisir à effrayer ceux qui ont à passer par là. Les histoires d'horreur abondent au sujet des dents de sagesse. Il est vrai que ces dents causent plus de problèmes que les autres.

Les dents de sagesse sont en fait des molaires qui tardent à pousser. La dentition permanente est présente vers l'âge de douze ans; il ne reste alors aucune dent de lait en bouche; on considère qu'à cet âge l'enfant a sa dentition adulte. Pourtant, les troisièmes molaires tardent encore à venir. Il y en a quatre : deux en bas et deux en haut, et elles font normalement leur apparition vers l'âge de 18 ans.

Plus souvent qu'autrement on doit se débarrasser de ces dents «délinquantes». Pourtant jadis, nos troisièmes molaires étaient fort utiles, quand il fallait se nourrir d'aliments crus ou séchés. En fait, c'est la cuisson des aliments qui a tout changé! Au cours des siècles, à force de moins mastiquer, nos mâchoires ont ralenti leur développement, et nos dents de sagesse ont fini par manquer d'espace. Résultat : maintenant elles poussent croches et semi-incluses ou elles refusent carrément de sortir. Elles sont devenues à peu près inutiles; c'est pourquoi elles se développent si mal. On suggère donc de les extraire dès qu'elles causent des problèmes. L'un des plus courants est l'operculite. Quand une dent est semi-incluse, c'est qu'une partie reste dans l'os et dans la gencive, tandis que l'autre partie sort en bouche. La nourriture peut alors facilement se loger entre la dent et la gencive. Étant donné que cet endroit est difficile à nettoyer adéquatement, il arrive souvent que l'infection s'y développe. La gencive enfle, on a de la difficulté à fermer les dents et on a mal. Si le problème n'est pas traité, il peut s'ensuivre de l'oedème au visage ainsi que de la difficulté à ouvrir et à fermer la mâchoire. Il faut consulter, dès l'apparition d'un de ces symptômes. Et pour prévenir le mal, on doit toujours bien brosser les dents du fond et rincer avec de l'eau et du sel pour désinfecter le repli entre la dent et la gencive.

L'évolution semble avoir rendu les dents de sagesse inutiles. Peut-être bientôt, c'est-à-dire dans quelques centaines d'années, la nature se décidera-t-elle à les éliminer complètement...

ÉCHEC À L'OEIL SEC

On attend toujours le taxi qui mènera Daryelle à l'hôpital. Celle-ci est assise près de la porte, en silence. Soudain, Réjean remarque qu'elle a les yeux pleins de larmes. «T'as mal?» lui demande-t-il, inquiet. «Non, pas du tout, répond-elle gentiment. Depuis longtemps j'ai un problème avec mes yeux. Je dois constamment me mettre des gouttes pour régulariser la production de larmes. Ça n'a rien à voir avec la peine ni avec l'enflure de mon pied.»

Il arrive que les yeux deviennent secs parce qu'ils manquent de larmes pour lubrifier l'oeil. Un oeil cligne environ 12 000 fois par jour; si la lubrification est insuffisante, chacun de ces clignements devient douloureux. La nature étant ce qu'elle est, une autre sorte de larmes vient donc au secours de l'oeil qui a besoin d'être toujours humide. On assiste alors à un drôle de phénomène : les personnes dont l'oeil est trop sec se mettent à pleurer. Il s'agit du syndrome des yeux secs.

Des larmes et encore des larmes

Il existe en fait deux types de larmes : les larmes de réflexe et les larmes de base. Les premières sont celles qui apparaissent avec les émotions ou lors d'une irritation; les secondes, les larmes de base, ne servent qu'à protéger l'oeil. Elles le lubrifient quand on cligne des yeux. Si elles viennent à manquer, les larmes de réflexe compensent momentanément. C'est ce qui explique l'apparente contradiction du syndrome des yeux secs.

Mais il n'y a pas lieu de s'alarmer. Cela constitue un inconfort, sans plus. Il ne s'agit pas en fait d'une pathologie, mais plutôt d'un problème dû au vieillissement normal. De 50 à 60 p. cent des personnes de plus de 60 ans en souffrent. Cependant d'autres facteurs peuvent être responsables des yeux secs. Certains médicaments pour l'hypertension et les tranquillisants ont pour effet secondaire une diminution de la fabrication des larmes. Les personnes qui souffrent d'arthrite rhumatoïde fabriquent elles aussi moins de larmes. Ce symptôme est inhérent à leur maladie.

En hiver, les maisons sont surchauffées et présentent un faible taux d'humidité; en été, l'air climatisé aggrave souvent les symptômes d'un oeil déjà sec. Il s'agit donc de combler la carence par des larmes artificielles, qu'on achète sous forme de gouttes. Celles-ci sont sans danger et on peut en mettre quatre ou cinq fois par jour. La dose peut même être augmentée au besoin. On se procure ces gouttes en vente libre dans les pharmacies. Elles sont très efficaces, à condition de les utiliser régulièrement.

LE RHUME À LA UNE

Décidément, les éternuements de Deborah ne semblent pas vouloir s'arrêter. Depuis le matin, elle a utilisé presque toute une boîte de mouchoirs. On croyait qu'elle était allergique à la poussière, mais on est en train de se dire qu'elle a, tout simplement, un gros rhume! Réjean suggère une explication : «Tu as dû attraper ça l'autre jour quand tu es sortie la tête mouillée. Tu te souviens? Tu es arrivée ici les cheveux encore tout humides!»

L'explication de Réjean fait partie de ces nombreux mythes par lesquels on tente de justifier l'apparition d'un rhume. Mais il semble que le fait de sortir tête mouillée, d'attraper froid aux pieds, de n'être pas assez habillé ou de se trouver dans un courant d'air sont autant de facteurs qui n'ont *rien* à voir avec le rhume.

En fait la véritable cause de cette maladie, la plus répandue dans le monde, c'est un virus; et ce virus peut prendre tant de formes qu'il est impossible de mettre au point un vaccin qui le combattrait.

Ce qui est en fait une inflammation de la muqueuse nasale ne s'attrape donc ni par les pieds ni par les oreilles. Le virus du rhume se transmet par les gouttelettes nasales qui fusent lors d'un éternuement. Cette réaction typique du rhume se produit dans la salle de bains, pendant qu'on se brosse les dents? Le tube de dentifrice sera probablement aspergé de ces gouttelettes contenant le fameux virus. Pas étonnant alors que les autres usagers du dentifrice se retrouvent eux aussi contaminés! On boit un verre d'eau tout de suite après? Ceux qui auraient l'idée de boire au même verre ingurgiteraient en même temps un peu de concentré de virus. Quand les gouttelettes se retrouvent sur les mains, elles contaminent tout ce qu'elles touchent, même si elles ont eu le temps de sécher.

Le virus peut vivre trois jours en dehors du corps humain. En conséquence, la poignée de main que l'on donnera cet après-midi peut transmettre le rhume à un parfait inconnu demain. Le froid et la fatigue n'ont rien à voir là-dedans. Des recherches indiquent qu'il n'y aurait aucun effet significatif du froid sur notre résistance au virus. En observant une population isolée de l'Arctique durant l'hiver, on y découvrit une faible incidence du rhume. Par contre, à l'arrivée des bateaux de ravitaillement, des épidémies de rhume se déclaraient fréquemment... Quant à la fatigue et au manque de sommeil, on croit qu'ils pourraient causer une légère augmentation de la fréquence du rhume. Le système de défense étant moins actif pendant les périodes de fatigue extrême, on peut imaginer que le virus du rhume a l'entrée plus facile.

On connaît bien les symptômes du rhume : le nez coule, la gorge pique, on parle du nez et on se sent pitoyable. C'est pourquoi l'on parle de rhume de cerveau : on a l'impression que la matière grise a entamé un processus de liquéfaction qui ne s'arrêtera plus jamais! On préférerait toujours éviter ces épisodes affligeants.

Pourtant, il n'y a aucun traitement qui permette d'en guérir. Une fois que le virus a fait son oeuvre, il faut attendre patiemment que la tornade passe. Les médicaments disponibles ne font que diminuer les symptômes. Et les antibiotiques n'ont aucune prise sur les virus; ils sont donc parfaitement inutiles à moins que le rhume n'ait dégénéré en otite ou en sinusite. De plus, il faut éviter l'aspirine, du moins chez les enfants, à cause du syndrome de Reye. Mais en réalité, le seul moyen d'éviter de transmettre ou d'attraper un rhume, c'est de faire de la prévention. On peut toujours prendre de la vitamine C, mais il est inutile d'en consommer des doses astronomiques : l'excédent serait éliminé dans l'urine. L'équivalent d'une orange par jour est suffisant, soit 100 milligrammes.

Le mieux à faire c'est de se débarrasser du virus à la source : se laver souvent les mains, éviter de toucher le nez, les mains et la bouche d'une personne enrhumée. Se reposer, boire beaucoup d'eau ou de jus, et maintenir un bon taux d'humidité pour liquéfier les sécrétions. On peut aussi garder le nez dégagé en utilisant des gouttes d'eau salée, préparées à la maison ou à la pharmacie. Et puis se faire dorloter n'accélère peut-être pas le processus de guérison, mais c'est bon pour le moral...

RHUME DES FOINS, RHUME VILAIN

La timide Deborah se trouve très mal à l'aise de constater que son cas est au centre de la conversation. Elle aurait préféré qu'on ne s'aperçoive de rien. «En réalité, suggère-t-elle à Réjean, je suis habituée à ce que j'ai: c'est simplement le rhume des foins!»

Renifler à l'occasion, ça passe, mais quand il faut se moucher des mois et des années, on peut se douter qu'il y a un problème. Quand cela se passe à chaque printemps, à la fin de l'été et à chaque automne, il est fort possible qu'on soit atteint de rhume des foins.

Alors on éternue, on renifle; le nez pique et coule à profusion, ça chatouille dans la gorge, les yeux pleurent et rougissent. Puis le caractère devient parfois plus... difficile! En avril et en mai, l'allergie est causée par le pollen des arbres. En juin, c'est le gazon et le foin qui rendent malade. De la mi-juillet à la mi-août, ça se passe plutôt bien, on profite de l'été. Puis de la mi-août au début octobre, l'allergie reprend: c'est l'herbe à poux qui fait ses ravages jusqu'à la première gelée.

Pour se soigner, on doit d'abord s'abstenir de fumer; on ferme les fenêtres et on utilise le climatiseur, à moins d'aller faire un tour en Abitibi où il y a très peu d'herbe à poux... Heureusement, on a mis au point certains médicaments, appelés antihistaminiques, pour soulager les symptômes. Ils commencent à agir au bout d'une bonne semaine seulement. On les retrouve sous des noms de commerce comme *Hismanal*, *Seldane* ou *Chlortripolon*.

Méfions-nous cependant des médicaments pris par le nez : comme ils peuvent irriter, il vaut mieux ne pas en prendre plus de trois jours de suite.

Le rhume des foins est une maladie allergique; une personne sur cinq en est atteinte. Partout dans le monde, ces maladies sont à la hausse, probablement à cause de la pollution, du stress et de la dégradation de l'environnement. Notre planète aussi renifle; on devrait peut-être l'écouter.

PRENDRE LA GRIPPE EN GRIPPE

«L'an dernier, j'ai reçu un vaccin contre la grippe», lance Réjean. Daryelle ne tarde pas à lui répondre, juste au moment où son taxi arrive : «Le rhume et la grippe, Réjean, ce n'est pas la même chose. C'est pas causé par le même microbe et la grippe, ça rend beaucoup plus malade. Heureusement, ça peut se prévenir!»

C'est bien vrai. Pour le rhume, on prend son mal en patience et on se fait dorloter : tout se passe dans le nez, la gorge et les sinus. Mais avec la grippe, c'est différent : la maladie affecte tout le système. On souffre alors de maux de tête, de fièvre, de courbatures, de fatigue. Quelquefois, la grippe se complique de pneumonie et sa gravité peut incommoder sérieusement certaines personnes moins résistantes. Pourtant trop de gens ignorent encore qu'il existe un vaccin pour éviter d'être affecté par cette maladie.

La grippe est une infection sévère causée par un virus appelé «influenza». Des rhumes, on peut en avoir plusieurs dans une année, mais une grippe,

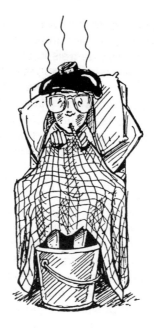

ça n'arrive que quelquefois dans une vie. Heureusement, car on peut en mourir; en 1918, la grippe espagnole a tué 20 millions de personnes.

Les virus de l'influenza naissent vers la fin de l'été, en Asie. C'est pour cela qu'ils portent des noms à faire rêver: grippe de Bangkok, de Hong-Kong, de Singapour. Mais le rêve vire facilement au cauchemar quand il se transforme en véritable grippe. Les virus voyagent d'ouest en est et nous atteignent en janvier ou en février. L'idéal est donc de se faire vacciner en novembre, après que les médecins ont cerné la nature du virus qui s'en vient et avant qu'il ne soit arrivé. Le vaccin protège efficacement 80 p. cent des personnes qui le reçoivent.

Mais sa durée est limitée, aussi doit-on le redemander chaque année.

Pour la plupart des gens, la grippe n'est malgré tout qu'un mauvais moment à passer. Cependant, il y en a pour qui cette affection peut être fatale. Elle entraîne parfois des complications sérieuses. Ceux-là devraient songer à se faire vacciner chaque année. Qui sont ces gens? D'abord les personnes âgées, et ceux et celles qui vivent dans des centres d'hébergement, à cause de la possibilité plus grande de contagion. Ensuite, celles et ceux qui souffrent de troubles cardiaques ou pulmonaires chroniques, qu'ils soient adultes ou enfants, de même que les personnes atteintes de diabète, d'anémie, de maladies rénales ou de cancer. Le vaccin est aussi recommandé pour les enfants qui reçoivent un traitement prolongé à l'aspirine. Enfin, le personnel soignant ou les familles qui vivent en contact étroit avec les personnes vulnérables à la grippe devraient elles-mêmes considérer la possibilité d'une vaccination.

Le vaccin est cependant contre-indiqué quand on est allergique aux oeufs (l'allergie aux oeufs provoque de l'urticaire ou des difficultés respiratoires). Dans le vaccin, on retrouve une quantité infime, mais dont il faut tout de même tenir compte, de résidus de protéines d'oeuf.

Il vaut toujours mieux prévenir que guérir, c'est pourquoi on a réellement avantage à se prémunir contre la grippe de l'hiver. Alors au milieu de l'automne, c'est le temps d'y penser. C'est ainsi qu'on peut... prendre la grippe en grippe.

C'EST TOUTE UNE TOUX!

Robert est affairé dans son bureau avec M. Merlin, un client. À peine ont-ils entamé la conversation que M. Merlin, le propriétaire d'une chaîne de pharmacies, se met à tousser à fendre l'âme. «Il faut bien être cordonnier pour être mal chaussé! s'exclame Robert. Prenez donc un peu de sirop contre la toux, j'en ai ici.» «Non merci, de répondre l'autre. Si je vends du sirop, c'est que les gens y tiennent. Mais en réalité, je sais que du sirop, ça ne sert pas à grand-chose...»

M. Merlin a raison. La toux doit s'en aller d'elle-même. Pourtant on aimerait bien l'arrêter comme on arrête un appareil électrique, simplement en appuyant sur un bouton. La toux agace, c'est certain. Elle frappe, incessante, récalcitrante, le jour et la nuit, que l'on soit debout, couché ou assis!

Et depuis des centaines d'années, voire des milliers, on essaie de la vaincre ou de la calmer avec diverses potions plus ou moins magiques. Nos grands-parents utilisaient de la mélasse et du gin, ou encore des «ponces» chaudes qui créaient dans la tête de douces vapeurs... De nos jours, on vote plutôt pour le sirop acheté en pharmacie, dont l'odeur de fraise ou de vanille cache à merveille le goût amer. Cependant, la toux est un mécanisme de défense qu'il ne faut pas chercher à enrayer à tout prix. En effet, c'est un réflexe qui répond à une irritation des voies respiratoires pour se dégager.

Il est bien sûr normal de vouloir soulager la toux. Toutefois, on ne devrait le faire que dans certaines situations. Par exemple, les antitussifs peuvent être utiles pour arrêter une toux sèche qui ne produit pas de mucus, comme cela arrive à la fin d'une grippe. Mais on ne devrait pas chercher à arrêter une toux grasse, signe que nos poumons sont encore encombrés. D'autre part, il est important de savoir que plusieurs sirops n'ont aucune propriété antitussive! Certains ne contiennent que des expectorants : ils sont carrément inefficaces. D'autres contiennent des décongestionnants (comme la pseudoéphédrine) ou des antihistaminiques : ils risquent d'assécher les muqueuses. Ils sont contre-indiqués, car ils nuisent à l'évacuation des sécrétions. L'antitussif le plus utilisé, qu'on retrouve en vente libre, est le dextrométrophan. Les sirops qui en contiennent sont souvent identifiés par les lettres D.M. Mais attention! certains sirops constituent un vrai cocktail de médicaments; il faut bien lire les étiquettes. La plupart des sirops sont de plus très sucrés. Si on est diabétique, on doit donc absolument consulter son pharmacien. Enfin, les sirops sont contre-indiqués pour les jeunes enfants.

Quand une toux persiste ou qu'elle est accompagnée d'autres symptômes, il est bon de demander l'avis d'un médecin, pour être sûr qu'il ne s'agit pas d'asthme ou de pneumonie.

Mais en l'absence d'indices inquiétants, quand une toux dure quelques jours, il suffit souvent de ne pas fumer, d'humidifier la maison et, si on a le rhume, de se moucher. Pas besoin d'acheter un sirop.

L'idéal, c'est de laisser agir la toux puisqu'elle fait tout pour nous!

IL A LA VOIX QUI FLANCHE...

M. Merlin est dans la jeune quarantaine et sa belle apparence fait toujours de l'effet. Quand il vient au bureau, les femmes sont contentes de s'occuper de lui. Il le leur rend bien d'ailleurs, car il est beau parleur. Quelle n'est pas sa déception aujourd'hui de s'apercevoir en sortant du bureau de Robert qu'il ne peut plus dire un mot. Le voilà avec une extinction de voix!

Il y a des jours où ce n'est vraiment pas le moment d'avoir la voix qui flanche. Évidemment, si on fume, si on crie, si on boit exagérément, il ne faut pas se surprendre que sa voix s'éteigne!

Mais l'extinction de voix ne survient pas uniquement dans ces conditions. Le surmenage vocal peut aussi se produire chez ceux et celles qui sollicitent leur voix de façon abusive : les enseignants, les chanteurs, les politiciens et, surtout, les sportifs d'estrades qui sont très partisans... Bien sûr, la climatisation, la pollution et le bruit peuvent précipiter les choses. Mais le plus souvent, c'est une laryngite qui provoque l'extinction de voix. D'origine virale, elle disparaît d'elle-même, sans antibiotique, en 7 ou 10 jours.

Les gros fumeurs de plus de 40 ans qui ont des extinctions de voix à répétition devraient cependant se tenir aux aguets; ce phénomène peut être un avertissement sérieux. Mais généralement, l'extinction de voix signifie tout simplement que les cordes vocales veulent des vacances. Il s'agit alors de leur accorder un moment de répit, dans un milieu humide, et tout rentre dans l'ordre. On peut d'ailleurs en profiter pour mieux écouter les autres et peut-être aussi pour se laisser... chanter la pomme!

LE HIC, C'EST D'AVOIR LE HOQUET

Geneviève et M. Merlin sont des amis de longue date et depuis toujours ils flirtent ensemble comme s'ils se rencontraient pour la première fois. Aujourd'hui cependant, rien ne va : M. Merlin a son extinction de voix et Geneviève, elle, est prise d'un furieux hoquet!

Le hoquet, ça fait rire, surtout quand ça arrive aux autres... mais en fait, personne n'y échappe : les adultes ont en moyenne deux minutes de hoquet par mois.

Le hoquet est un spasme qui contracte brusquement le diaphragme. Il s'ensuit un appel d'air assez puissant pour faire vibrer les cordes vocales; d'où ce bruit rauque si caractéristique.

Généralement, ça passe tout seul et ça ne dure pas longtemps. Si un hoquet dure plus de 48 heures, on peut y voir le signe d'un ulcère d'estomac ou d'une maladie neurologique. Le record Guinness? Huit ans et 60 000 secousses! Ouf!

Et si ça ne veut pas s'en aller, que faut-il faire? Tout le monde connaît au moins un truc pour faire arrêter le hoquet. La plupart sont bidons, mais il y en a qui valent la peine d'être retenus : ceux qui stimulent le palais et la gorge, ainsi que ceux qui réduisent l'entrée d'air dans les poumons. On pourra donc boire un verre d'eau à l'envers, avaler du sucre ou du miel, retenir son souffle. Mais pour ce qui est de faire peur à quelqu'un, il est bon de savoir que cela risque tout au plus de redoubler le hoquet. C'est ça le hic!

LE TRUC DU RONFLEUR...

Réjean ne semble pas très ému par les malheurs de Geneviève et de M. Merlin : «L'extinction de voix, le hoquet, ce n'est rien... ça s'en va! C'est pas comme le ronflement. Quand tu vis avec un ronfleur, il faut que tu en prennes ton parti. Ma mère dit qu'en vingt-cinq ans, elle ne s'est jamais habituée aux horribles bruits que fait mon père la nuit!» Et Robert de rétorquer : «Pourtant, Réjean, il y a moyen d'arrêter quelqu'un de ronfler...»

En certaines circonstances, avouons que le ronfleur peut faire passer à ses voisins de bien mauvaises nuits! Ainsi, quand on parcourt 150 kilomètres pour s'éloigner des bruits de la ville et que le voisin de lit, au camp de pêche, ronfle à qui mieux mieux, on se demande si ce n'est pas pire que la circulation d'un matin de semaine, en plein centre-ville...

C'est là une situation désolante mais pas vraiment surprenante. En effet, 10 p. cent des gens ronflent chaque nuit. On sait depuis longtemps que ce phénomène nuit aux bonnes relations matrimoniales.

Voici donc quelques trucs. Au moins deux heures avant d'aller au lit, on évite la cigarette, l'alcool ou un repas lourd. On s'abstient de prendre des somnifères, des tranquillisants et des antihistaminiques, car ces médicaments font ronfler. Enfin, le dernier truc en est un mécanique, mais très efficace. Il s'agit de coudre une pochette au dos du pyjama du ronfleur et d'y glisser une balle de tennis. Cela empêche de dormir sur le dos, la position parfaite pour ronfler. À bon entendeur, salut!

DU MAL DE L'AIR AU MAL DE COEUR

M. Merlin quitte la compagnie en saluant tous et chacun du mieux qu'il peut, malgré son absence de voix. On réussit quand même à comprendre qu'il s'en va directement à l'aéroport prendre l'avion pour le Zaïre, où il doit assister à un grand congrès. «Si vous saviez comme je déteste l'avion, dit-il de sa voix éteinte. J'ai toujours mal au coeur et puis j'ai des douleurs horribles aux oreilles, aussi bien au décollage qu'à l'atterrissage.»

Le milieu ambiant d'un avion en altitude est fort différent de celui dans lequel on vit normalement. Même si on le pressurise pour qu'il ressemble à celui de notre petite planète, l'air dans l'avion n'est quand même pas le même que celui qu'on retrouve au sol.

Lorsque l'avion atteint son altitude de croisière, l'air s'apparente à celui qu'on trouve en haute montagne, par exemple à 1 500 ou à 2 500 mètres d'altitude. Pour la vaste majorité des gens, cette pression est tout à fait acceptable. Certains, cependant, ont du mal à supporter le phénomène.

Si l'on gonflait un ballon en entrant dans un avion, on se rendrait vite compte que son volume augmente à mesure que l'avion change d'altitude. À la fin, on constaterait que le ballon a augmenté de volume dans une proportion de 25 à 30 p. cent. Nous avons dans notre corps des cavités comparables à des ballons : elles sont remplies d'air et gonflent à mesure que l'avion monte.

Les sinus sont un bel exemple de ce genre de cavités. Tout va bien s'ils ne sont pas bouchés; mais s'ils le sont, alors rien ne va plus. Des douleurs surviennent rapidement. Et les sinus ne sont pas les seules cavités qui contiennent de l'air. Ainsi, quelqu'un qui subit une chirurgie abdominale se retrouve souvent avec des plaies gonflées d'air. Il faut donc être prudent et s'abstenir de voyager durant les dix jours qui suivent une opération. Le même phénomène se produit avec les abcès dentaires. De l'air s'y emprisonne et en avion, ils peuvent provoquer de vives douleurs aux dents.

Mais ce que l'on rencontre le plus souvent comme problème de pression dans l'avion, c'est le mal d'oreille qui survient surtout au moment où l'avion redescend vers le sol. Si ce problème existe, c'est encore parce qu'il y a dans l'oreille une cavité. Elle se situe juste derrière le tympan, dans ce qu'on appelle l'oreille moyenne. Normalement, la pression de l'oreille s'équilibre avec l'extérieur grâce à de petits conduits qui aboutissent derrière la gorge : ce sont les trompes d'Eustache. Mais il suffit d'un simple rhume et voilà les trompes d'Eustache congestionnées! Quand l'avion redescend, la pression extérieure remonte. Le tympan est alors poussé vers l'intérieur et ce mouvement du tympan peut vite devenir douloureux.

En ce cas, il existe quelques trucs assez simples : bâiller, avaler, mâcher de la gomme. Aux enfants, on recommande de manger et de boire. On peut aussi utiliser la manoeuvre de Valsalva, qui consiste à se boucher le nez et à y forcer la poussée d'air. Mais l'idéal quand on sait qu'on a le rhume, la grippe, un mal d'oreille ou une sinusite, c'est de prendre des décongestionnants avant le départ de l'avion. Ça permet des vols tellement plus agréables!

Quant au mal de coeur, il survient aussi bien en avion, en bateau qu'en auto. Qu'on l'appelle le mal de mer, le mal de l'air ou le mal des transports, il provient d'un déséquilibre entre les yeux et les oreilles. Le fait de lire un livre pendant qu'on avance est le meilleur moyen pour obtenir ce fameux mal de coeur que beaucoup d'enfants connaissent. C'est facile à comprendre : quand on lit, l'oeil reçoit du livre un message d'immobilité pendant que l'oreille décode un message de mouvement. L'harmonisation entre les deux ne se fait pas et les nausées surviennent assez vite.

Que faut-il faire en ce cas? On peut, entre autres, grignoter avant le départ, fixer un point à l'horizon pendant le voyage, prendre des pilules anti-nauséeuses ou encore appliquer derrière l'oreille, quelques heures avant le départ, un petit disque qu'on se procure en pharmacie; ce disque répand dans l'organisme un médicament qui combat les nausées. Comme le mal de coeur vient d'un problème d'équilibre, certains suggèrent même de prendre un peu d'alcool. Le sens de l'équilibre étant alors perturbé, on perçoit moins bien les mouvements de l'auto, du bateau ou de l'avion... Mais attention! si on en prend trop, ça va bouger encore plus!

LES TAMPONS C'EST BON, SAUF QUE...

M. Merlin est un des bons clients de chez Maubourquette et Filles. Il a récemment mis sur le marché une nouvelle sorte de tampons hygiéniques et a demandé à Geneviève de monter une campagne publicitaire pour ces tampons. Jusqu'ici tout a été fait, mais il reste à produire les petits feuillets qui iront dans chaque boîte pour expliquer le syndrome du choc toxique, cet étrange phénomène qui a déjà causé le décès de plusieurs femmes.

Les tampons sont maintenant extrêmement répandus et rares sont celles qui n'en utilisent jamais. Ces produits sont pratiques : invisibles et indolores, bien des femmes ne sauraient s'en passer. On sait toutefois qu'il y a une relation entre le syndrome du choc toxique et l'utilisation de tampons. C'est pourquoi le ministère fédéral de la Santé et du Bien-être social oblige les compagnies à fournir à leurs clientes une documentation sur ce phénomène.

Le syndrome du choc toxique a fait la manchette des journaux en 1980. Il y eut alors une véritable épidémie aux États-Unis; on entendit parler d'hospitalisations et même de décès.

Mais très rapidement, les médecins remarquèrent que dans 85 p. cent des cas, il s'agissait de femmes qui portaient un tampon depuis de longues heures. Ces tampons étaient d'ailleurs en général les plus absorbants. On comprit alors que le fait de porter longtemps ces tampons favorisait la multiplication des bactéries et par la suite, la production de grandes quantités de toxines. Au moment de cette découverte, on retira du marché la marque de tampons incriminés. Mais on s'aperçut assez rapidement que *tous* les tampons pouvaient présenter un tel risque s'ils étaient oubliés dans le vagin.

Le syndrome du choc toxique est caractérisé par une baisse brusque de la tension artérielle qui fait que tous les organes manquent de sang. Suivent alors une montée de la température, qui peut atteindre 40,6°C, des maux de gorge et une sensibilité extrême de la bouche, de la fatigue, de l'irritabilité, de la sensibilité et des douleurs musculaires, une conjonctivite, de la diarrhée et des vomissements, des douleurs abdominales, une irritation vaginale et une éruption cutanée. De plus, on reconnaît quelques-uns des symptômes d'une insolation : le corps entier devient rouge et quelques jours plus tard, la peau pèle.

Pour prévenir une telle situation, il faut retirer le tampon toutes les quatre ou six heures et, si possible, porter une serviette hygiénique la nuit.

Cependant, il ne faut pas s'inquiéter outre mesure. Le syndrome du choc toxique est rare : 5 femmes sur 100 000 en souffriront durant l'année qui vient.

Deux groupes sont particulièrement vulnérables. D'abord, les femmes qui ont des problèmes d'infections vaginales; ensuite, celles qui ont déjà souffert du syndrome : elles courent trois fois plus de risques de subir une seconde attaque.

LES DOULEURS DES FEMMES

Depuis que M. Merlin fait faire la publicité de ses tampons hygiéniques chez Maubourquette et Filles, *Geneviève et Régine discutent à savoir s'il ne serait pas pertinent de parler des douleurs menstruelles dans leurs communications. Geneviève craint d'utiliser un sentiment négatif comme argument de vente. «Mais il y a tellement de femmes que cela préoccupe, rétorque Régine! Ça intéresserait tout le monde...»*

Il est arrivé à presque toutes les femmes d'avoir mal au ventre un jour ou l'autre lors de leurs règles. Pour certaines, ces douleurs sont à peine perceptibles; pour d'autres, elles ressemblent aux douleurs du début d'un accouchement et il arrive qu'elles durent de deux à trois jours. Dans ces cas-là, c'est vraiment difficile à supporter.

Dans le langage scientifique, les douleurs menstruelles portent le nom de dysménorrhée. Le phénomène peut avoir un impact considérable dans la vie des femmes actives, qui acceptent mal de souffrir sans comprendre les causes réelles de leurs malaises.

Pour comprendre les douleurs menstruelles, il faut savoir ce qui se passe dans l'utérus lors de la menstruation. Au moment des règles, le muscle utérin se contracte sous l'influence d'hormones, les prostaglandines, qui sont sécrétées dans le sang en quantités minimes, mais avec beaucoup de puissance. Ces hormones ont ceci de particulier qu'elles agissent dans la région immédiate où elles sont produites, contrairement aux autres types d'hormones qui circulent dans tout l'organisme. Dans le cas du cycle menstruel, les prostaglandines sont produites directement dans la muqueuse de l'utérus, provoquant parfois de vives douleurs.

Selon certaines recherches, les femmes qui souffrent de fortes crampes menstruelles produiraient plus de prostaglandines que les autres, ce qui amènerait leur utérus à se contracter davantage.

Cependant, il existe aujourd'hui divers médicaments permettant de limiter la production de prostaglandines et par conséquent, de soulager les douleurs liées aux règles. Ces médicaments sont connus sous les noms de commerce suivants : *Anaprox*, *Motrin*, *Indocin* et *Ponstan*. Le traitement soulage 80 p. cent des femmes qui l'utilisent et aide aussi à diminuer les saignements, même chez celles qui portent un stérilet.

On doit classer parmi les mythes l'idée que les femmes qui ont de fortes douleurs accouchent plus facilement que les autres. Par contre, il est vrai que bien des femmes ressentent moins de douleurs menstruelles après une première grossesse; celle-ci provoque une dilatation, l'utérus devient moins sensible. De toute façon, les douleurs menstruelles ont tendance à diminuer avec l'âge. Il est donc vrai qu'*avec le temps, va, tout s'en va...*

LE SYNDROME PRÉMENSTRUEL

Régine voudrait bien que la campagne publicitaire des tampons Merlin parle des différents aspects des règles. «On pourrait alors mentionner non seulement les douleurs, mais aussi ce fameux syndrome prémenstruel que les gens aiment tellement invoquer chaque fois qu'une femme est de mauvaise humeur!»

Il est vrai que dans certains milieux, une femme ne peut avoir de sautes d'humeur sans qu'on accuse mère Nature d'imposer ses caprices. La vérité est légèrement différente. Les femmes ont droit à leurs impatiences sans que le syndrome prémenstruel soit mis en cause. De toute manière, ce syndrome se manifeste sur de nombreux plans, et l'irritabilité du caractère n'est que l'un d'eux.

La menstruation reflète la santé de l'utérus et des glandes qui règlent ce dernier. Les troubles menstruels sont donc reliés à des troubles de l'appareil reproducteur. Le syndrome prémenstruel (SPM) constitue l'un de ces dérèglements, et toutes les femmes n'en sont pas victimes.

Le syndrome prémenstruel se manifeste habituellement par des perturbations physiques et affectives importantes. Le syndrome survient vers la fin du cycle menstruel et empiète parfois sur la menstruation elle-même. On peut alors se retrouver avec de l'oedème, un gonflement et une sensibilité des seins, des maux de dos, des douleurs articulaires, de la constipation, des éruptions cutanées, un besoin accru de sommeil, de l'anxiété, de l'irritabilité, une mauvaise coordination des mouvements et de la gaucherie, ainsi qu'une envie d'aliments sucrés et salés.

On ne connaît pas exactement la cause fondamentale du SPM. Certains chercheurs suggèrent la présence excessive d'oestrogènes ou des taux inadéquats de progestérone. D'autres croient plutôt que le syndrome serait causé par une carence en vitamine B_6 ou par des épisodes d'hypoglycémie.

Que faire?

Pour savoir si la déprime est due au SPM, il suffit d'utiliser un calendrier. Pendant trois mois, on note les jours difficiles sur les plans physique et émotif. Et si l'on constate qu'effectivement, ces jours-là tombent toujours juste avant les règles, on sait à quoi s'en tenir. Le seul fait de savoir aide parfois à maîtriser le problème.

Y a-t-il un traitement général au syndrome prémenstruel? Non, mais on peut adopter quelques mesures qui permettent de minimiser le problème. Ainsi, certaines femmes se sentent soulagées après des exercices comme la bicyclette, la marche rapide ou la natation. Du côté de l'alimentation, on recommande de couper, pendant ces jours-là, le sel, l'alcool et tout ce qui contient de la caféine, comme le thé, le café et le coca-cola. Pourquoi? On l'ignore encore. Mais ce que l'on constate à coup sûr, c'est que cela fonctionne pour certaines femmes. Si, malgré tout, les symptômes continuent d'être dérangeants, on consulte un médecin pour obtenir d'autres modes de soulagement individuels.

Le syndrome prémenstruel, quand on en souffre, ça devient aussi réel que le mauvais temps. Mais il ne faut pas s'en faire avec si peu puisque tout le monde sait qu'après la pluie... le beau temps!

QUAND ON NE SENT PLUS LA ROSE...

Michel s'est enfermé dans son studio de graphiste dès le début de l'après-midi. Mais le voilà soudain qui sort en trombe : «Je dois absolument aller à la pharmacie m'acheter un antisudorifique! J'ai eu beau prendre une douche après le squash ce midi, je ne peux pas passer tout l'après-midi sans désodorisant...» Régine lui fait alors remarquer que désodorisant et antisudorifique ne sont pas synonymes. «Ah! ces rédactrices! s'exclame Michel. Toujours en train de trouver un problème avec les mots...»

Il est vrai qu'à proprement parler, un antisudorifique n'est pas la même chose qu'un désodorisant : le premier diminue la transpiration et le second, les odeurs. Il y a là une nuance intéressante. Bien sûr, ce que la majorité des gens souhaitent, c'est de réduire leur transpiration tout autant que l'odeur qu'elle génère; d'ailleurs la plupart des produits disponibles sur le marché répondent à ce double besoin. Mais c'est souvent l'aspect antisudoral qui est privilégié. En effet, quand la transpiration est moindre, l'odeur est à l'avenant et les vêtements restent secs.

En Amérique du Nord, presque tous les adultes utilisent quotidiennement une forme quelconque de désodorisant pour enrayer les odeurs qui résultent de la transpiration, particulièrement sous les aisselles. Chacun a une odeur corporelle qui lui est propre; cette odeur dépend de ce que l'on mange ainsi que du type de micro-organismes qui logent sur la peau. En soi, la transpiration ne sent absolument rien; mais en se décomposant, sous l'effet des bactéries qu'elle contient, elle engendre une odeur qui peut être fruitée, rance ou âcre.

Pour obtenir ce qui convient le mieux comme désodorisant, il faut choisir entre les différents modes d'application — bille, aérosol, crème ou lotion — de même qu'entre les diverses compositions chimiques des produits offerts, car leur efficacité est déterminée autant par la forme que par le contenu.

Ce sont les lotions qui semblent maîtriser le mieux la transpiration. Viennent ensuite les crèmes, puis les bâtons et enfin les produits à bille, dont l'efficacité varie énormément d'une marque à l'autre. Les produits les moins efficaces sont ceux qui se présentent en aérosol.

On n'est pas en mesure d'affirmer avec certitude que les aérosols occasionnent des problèmes de santé, mais le fait qu'ils soient moins efficaces que les autres formes de désodorisants, allié à leur prix plus élevé et à la possibilité de risques pour la santé, incite à croire qu'il y a tout intérêt à acheter le produit sous une autre forme.

Les règlements qui régissent l'étiquetage exigent que soient indiqués, sur les médicaments vendus sans ordonnance, le nom et la proportion des ingrédients *actifs* qu'ils contiennent. Les désodorisants étant classés comme des médicaments, les ingrédients actifs qui contribuent à réduire la transpiration sont précisés sur l'étiquette du produit. À l'heure actuelle, la plupart des désodorisants sur le marché contiennent des sels d'aluminium comme agents actifs. Ces sels obstruent momentanément les canaux excréteurs de la transpiration et, par conséquent, réduisent la moiteur. Il n'y a là aucun danger pour l'organisme.

Parmi les sels utilisés, il semble que le plus efficace soit le chlorure d'aluminium. Le fait qu'il soit très acide lui permet sans doute de mieux régulariser la transpiration. Néanmoins, en raison même de l'acidité de cet ingrédient, les produits qui en contiennent risquent plus d'endommager les vêtements et d'irriter la peau que les autres préparations. C'est pourquoi seuls les produits qui contiennent moins de 15 p. cent de chlorure d'aluminium sont recommandés.

À part les ingrédients actifs, un antisudorifique et désodorisant type contiendra les mêmes ingrédients qu'une crème de beauté, une lotion ou un produit aérosol ordinaires. Ces ingrédients n'étant pas *actifs*, ils ne sont pas énumérés sur l'étiquette. Un désodorisant contient donc des parfums ou des eaux de Cologne pour masquer l'odeur, des poudres pour absorber l'humidité et des germicides pour enrayer l'action bactérienne sur la peau. Les désodorisants ont évolué au cours des vingt dernières années : auparavant, ils ne faisaient que masquer l'odeur corporelle par une autre odeur; aujourd'hui, ils contiennent un agent antibactérien. D'ailleurs les produits très parfumés sont de moins en moins populaires.

Pour obtenir la meilleure combinaison anti-odeur/antimoiteur, il apparaît donc logique de choisir un produit contenant un agent antibactérien doux, de même que des chlorures d'aluminium. Après le bain ou la douche, l'application d'un désodorisant pourvu d'une préparation antibactérienne peut suffire à prévenir, tout au long de la journée, la formation des bactéries qui causent les odeurs. Mais au bout du compte aucun produit, qu'il combatte la transpiration ou l'odeur, ou qu'il prétende vaincre les deux, ne remplacera jamais le bain. Le meilleur moyen d'enrayer les odeurs corporelles, c'est simplement de procéder à une toilette quotidienne. Un savon antiseptique apporte une sensation de fraîcheur tout au long de la journée en laissant sur la peau une pellicule protectrice contre les bactéries; mais n'importe quel savon ordinaire débarrasse la peau des bactéries et des résidus de sueur fermentée qui s'y trouvent.

Quelques trucs
- Toujours appliquer le produit sur une peau sèche, jamais dans un moment de transpiration. La sueur annule complètement l'effet antisudoral.
- Appliquer longtemps avant l'effet souhaité, au besoin la veille.
- Ne jamais appliquer sur une peau écorchée, éraflée ou fraîchement rasée : il s'ensuivrait une irritation.
- Si une éruption se manifeste, il faut cesser l'emploi du produit et en essayer un autre moins irritant.
- Si un produit n'a pas l'effet escompté, on change pour un autre, car chaque personne peut réagir différemment aux désodorisants.
- La caféine, la nicotine et l'aspirine peuvent activer la transpiration.

FEUX SAUVAGES, FEUX VOLAGES?

Pendant que Michel était à la pharmacie, il a acheté un tube d'onguent contre les feux sauvages. Personne ne peut s'en rendre compte encore, mais lui sait bien que le petit picotement qu'il ressent sur la lèvre inférieure est louche. Cela risque fort de se transformer demain en un mauvais bouton purulent. Et comme d'habitude, chacun ne manquera pas de lui rappeler avec ironie que ce petit bouton s'appelle... de l'herpès!

Au XVIe siècle en France, on appelait *feu volage* toute espèce d'éruption passagère. En Normandie, d'où viennent plusieurs de nos ancêtres, c'est la gale qu'on appelait au même moment *feu sauvage*. En voyageant dans les bateaux qui menaient les premiers arrivants de ce côté-ci de l'Atlantique, le *feu volage* est devenu *sauvage*. Depuis ce temps, c'est cette expression qui, au Québec, désigne l'herpès labial!

Cet herpès est différent de l'herpès génital, qui lui se transmet sexuellement. Le feu sauvage — ou herpès labial — est une lésion causée par un virus : il peut donc s'attraper, mais comme n'importe quel autre virus, c'est-à-dire sans que l'amour y soit pour quelque chose. Certains prétendent qu'en buvant dans le verre de quelqu'un qui a un feu sauvage, on risque de brûler du même feu, ce qui n'est pas impossible, sans toutefois être vérifié.

Le virus de l'herpès labial dort dans 90 p. cent d'entre nous et il se réveille occasionnelle-

DE RETOUR AU TRAVAIL

ment, que ce soit à cause du stress, de la fatigue, d'une légère fièvre, de changements hormonaux ou d'une trop longue exposition au soleil... On connaît la suite : les autres n'y voient que du feu.

Comment éteindre ces fameux incendies? Le principe à suivre ici diffère de celui des pompiers : il faut assécher le feu plutôt que l'arroser. Certains tentent ainsi de déshydrater la lésion avec de l'alcool. Cependant, il existe aujourd'hui des médicaments efficaces qui, sans diminuer la fréquence de l'éruption, réussissent quand même à en limiter la durée. Ces onguents, il faut les appliquer dès que le feu sauvage survient, avant même qu'il soit visible. Un des médicaments les plus appréciés, est *Zovirax*, qu'on peut obtenir avec une ordonnance et qui se présente sous forme d'onguent ou de comprimés.

Il reste aussi les solutions maison : la tige d'aloès qu'on coupe pour en retirer la sève et enduire la lèvre blessée, ou encore la cendre de cigarettes qu'on recueille pour en faire un cataplasme. On peut enfin, en dernier lieu, mentionner l'antisolution : laisser le feu... mourir à petit feu! Ça ne dure finalement qu'une dizaine de jours.

Les recettes sont multiples et pas toutes efficaces. Ce qu'il faut savoir dans tout cela, c'est que l'herpès labial, c'est désagréable, c'est pas joli, mais ce n'est pas vraiment dangereux.

LA CONSTIPATION, ON PEUT S'EN PASSER!

Tous les jours, au milieu de l'après-midi, Régine procède à un de ses rituels sacrés : elle se

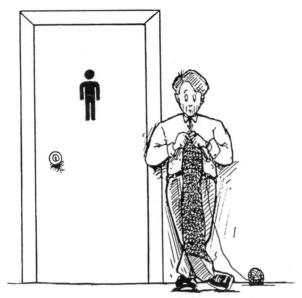

réchauffe un petit bouillon de boeuf. Il ne saurait être question pour elle de laisser tomber ce moment précieux! À la longue, on s'est habitué à la voir se lever, sur le coup de trois heures, pour aller faire chauffer sa soupe qu'elle saupoudre invariablement de fibres de son. Mais pourquoi donc ajouter ce son?

Les fibres en général, et en particulier les fibres de son, ça aide à résoudre les problèmes de constipation. Régine n'a jamais expliqué à personne la raison qui la poussait à saupoudrer sans cesse ses aliments de fibres de son. Elle n'en a jamais parlé car... *qui* n'est pas gêné de parler de ses problèmes de constipation?

La constipation, c'est la difficulté à évacuer les selles; ce peut être aussi un espacement prolongé entre les défécations. Lorsque les selles restent trop longtemps dans le colon, elles sèchent et deviennent dures. Ce phénomène peut être causé par de mauvaises habitudes intestinales, des spasmes du côlon, le manque d'exercice, un horaire trop serré, des émotions fortes ou... une quantité insuffisante de matières fibreuses dans le régime alimentaire.

Les fibres sont formées de substances non digestibles, comme la cellulose, la lignine et la pectine, que l'on trouve dans les fruits, les légumes, les grains et les haricots. Ceux qui choisissent un régime alimentaire non raffiné, riche en fibres, réduisent considérablement les risques de souffrir de nombreuses maladies : obésité, diabète, calculs biliaires, caries, veines variqueuses, hémorroïdes, diverticulite, cancer du gros intestin et, bien sûr, constipation. Tous ces états pathologiques sont en effet directement reliés à la digestion. L'ingestion quotidienne d'une petite quantité de son permet facilement de traiter la carence en fibres. Si on n'en raffole pas, alors on peut, à l'instar de Régine, en incorporer ici et là. Une seule cuillerée à soupe de son dans les céréales ou dans la soupe produit souvent de bons résultats en quelques jours seulement.

D'autres causes sont cependant reliées à la constipation : que l'on soit jeune ou vieux, à l'école ou au travail, on est souvent pressé. On ne prend pas le temps de soulager ce besoin naturel. Résultat? Le système se bloque.

COMMENT ÇA VA?

Il est vrai que c'est à domicile qu'on est le plus à l'aise pour aller à la selle. Si on a l'intestin paresseux, avant même de s'habiller, on commence le déjeuner par un liquide chaud : un café, un chocolat, un thé, une eau citronnée. Ça stimule les intestins.

Mais la constipation est un problème qui apparaît souvent dès la petite enfance. L'enfant cherche à affirmer son indépendance; lorsqu'on l'entraîne à la propreté, un rapport de force s'établit quelquefois avec les parents. L'enfant sait que rien ne peut le forcer à aller à la selle : il a donc ici le pouvoir de gagner la bataille. Les selles restent dans le rectum, sèchent et durcissent, et l'enfant devient bientôt constipé. Des parents perspicaces lui feront prendre un laxatif naturel, comme du jus de pruneau ou de raisin.

Souvent les gens sont tentés d'utiliser un des laxatifs qu'on retrouve en troupes dans les rayons des pharmacies. Il y en a de toutes les couleurs, de toutes les saveurs et de toutes les formes. La solution semble pratique, mais malheureusement, l'organisme s'habitue rapidement à ces stimulants artificiels; une dépendance se crée et on se retrouve bientôt avec un problème de constipation chronique, très différent d'une constipation passagère qui survient lors d'un voyage, d'un changement de travail ou d'un accouchement. Il faut donc plutôt utiliser des laxatifs doux à base de fibres naturelles; il suffit de les demander et d'éviter systématiquement tous les autres!

La meilleure solution toutefois, c'est de s'en remettre à la nature : on adopte une alimentation riche en fibres, on boit beaucoup de liquides, chauds et froids et, surtout, on prend le temps de vivre.

UN PIED D'ATHLÈTE... SANS PERFORMANCE

Daryelle appelle de l'hôpital pour donner des nouvelles de ses radiographies. Elle rigole en racontant ce qui lui est arrivé : dans la salle d'attente, elle a dû très rapidement enlever l'attelle et le gros bas de laine que Geneviève avait mis en place. Les orteils lui piquaient tellement qu'elle ne pouvait résister à l'envie de se gratter, même devant tout le monde. Eh oui! Daryelle est affligée du pied d'athlète!

On est prêt à bien des efforts pour avoir un corps d'athlète. Mais personne ne tient vraiment à avoir un *pied d'athlète*! Et le problème, c'est que ce dernier s'acquiert sans aucune difficulté! On peut contracter le pied d'athlète en fréquentant un gymnase, une piscine ou tout endroit où l'on se promène pieds nus.

Le pied d'athlète, c'est une infection causée par un champignon et ça se manifeste par des démangeaisons, de la peau qui pèle, qui s'épaissit ou qui fait des cloques à la plante des pieds ou entre les orteils. Cela devient très incommodant. Mieux vaut soigner cette infection. On peut la guérir grâce à des préparations ou produits antifongiques qu'on applique sur une période de trois semaines. C'est efficace, à condition de se laver souvent les pieds, de bien les assécher, de changer de bas fréquemment et de porter des chaussures aérées. Quand le pied d'athlète devient un talon d'Achille, la solution, c'est d'avoir les pieds bien au sec!

LES DÉMANGEAISONS QUI GÊNENT

Daryelle explique à Geneviève au téléphone à quel point ses orteils d'«athlètes» peuvent la mettre mal à l'aise parfois! «Si ça te gêne de te gratter les pieds en public, imagine-toi ce que ce serait si ça te piquait ailleurs! lui répond Geneviève pour l'encourager. Il y a des endroits du corps où il est encore plus indécent de se gratter. Et alors, c'est la torture...»

Geneviève, bien sûr, fait allusion aux démangeaisons anales et génitales. Ces démangeaisons peuvent avoir de nombreuses causes : problèmes de peau, tensions psychologiques, hémorroïdes, infections, psoriasis, manque d'hygiène et aussi, est-ce possible... *excès* d'hygiène! Dans 70 p. cent des cas, on peut éliminer le problème en soignant la cause.

Il faut donc être propre, tout en se méfiant des bains moussants ainsi que des produits parfumés et colorés. Les vêtements peuvent aussi jouer un rôle dans l'apparition de ces prurits, surtout lorsque les pantalons sont très serrés et les sous-vêtements, en tissus synthétiques. Enfin, on peut accuser certaines substances irritantes : tomates, citron, bière, caféine, chocolat.

Quand le problème survient, on doit d'abord appliquer de la glycérine. Mais si les démangeaisons persistent, on doit chercher la cause. Dans ce cas, il est primordial de ne *pas* prendre son mal en patience : il faut y voir et vite!

CHAIR DE POULE SUR CORPS DE FEMME

Daryelle continue de parler à Geneviève de son séjour dans la salle d'attente de l'hôpital : «Il s'est passé là quelque chose que je ne suis pas prête d'oublier, dit-elle émue. À côté de moi dans la salle d'attente, j'ai vu arriver deux enfants qui avaient été battus. Un policier accompagnait ces pauvres petits, couverts de plaies. Juste d'y penser, j'en ai encore la chair de poule!»

L'ensemble de l'organisme humain fonctionne en mêlant intimement réactions physiologiques et réactions émotives. Ainsi, dans le cas de la chair de poule, c'est la plupart du temps l'aspect émotif qui déclenche le phénomène physiologique. Une sensation, une émotion, cela se répercute à la grandeur du corps. C'est que la surface de la peau est parsemée de terminaisons nerveuses qui sont comme autant de petites antennes.

Chaque poil et chaque cheveu est accompagné, loin sous la peau, d'un muscle lisse appelé muscle érecteur. Ce muscle réagit au froid, à la peur et à diverses émotions. Dans sa position normale, le poil forme un angle aigu avec la surface de la peau. Quand les muscles érecteurs des poils se contractent, ils dressent ceux-ci à angle droit, en position verticale. C'est cette contraction qui produit la «chair de poule», parce que la peau qui entoure la tige forme alors de légères élévations.

À voir ce mécanisme à l'oeuvre, on croirait que notre corps réagit pour se défendre contre un ennemi menaçant : il pointe ses poils comme autant d'armes irréductibles!

JOURS SOMBRES ET NUITS BLANCHES

Après examen, on a constaté que le pied de Daryelle n'avait qu'une légère foulure sans gravité. Mais quand même, pour être sûr qu'elle dormira bien cette nuit, le médecin lui a prescrit des calmants. «Heureusement que j'ai ces médicaments, dit-elle soulagée, parce que depuis quelque temps un rien m'empêche de dormir. Et des nuits d'insomnie, c'est pas drôle!»

Il était une fois... le Sommeil. Ce dieu un peu paresseux eut tout de même de nombreux enfants; l'un d'eux avait des ailes et s'appelait Morphée. Depuis ces temps fort lointains, ce jeune homme ailé vient toutes les nuits endormir les mortels en les effleurant du doigt. Ses douces victimes entrent alors dans des rêves où de mystérieux personnages les enlacent tendrement. Et tous ces gens rencontrés la nuit, c'est toujours Morphée, celui qui prend mille formes et dont les bras accueillent volontiers les humains de la terre.

Cette fable, c'est l'histoire d'un jeune dieu grec et elle raconte depuis des milliers d'années

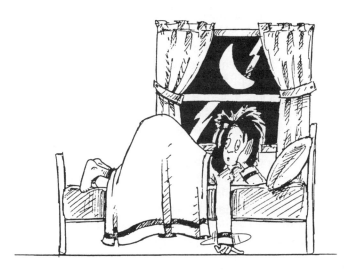

une chose essentielle : on ne choisit pas le sommeil, c'est *lui* qui nous choisit. Il arrive ou... il n'arrive pas!

En fait, chacun de nous a une horloge interne qui règle le processus du sommeil. Grâce à cette horloge physiologique, les êtres vivants ont la possibilité de se repérer dans le temps, même en l'absence d'indication sur le jour ou la nuit. Mais le mécanisme de cette horloge est très fragile. Une période plus stressante au travail, des problèmes familiaux, un choc émotif, voilà autant de facteurs qui peuvent le détraquer. Plusieurs personnes paniquent devant des problèmes d'insomnie. Il est vrai qu'une nuit entière à tourner dans son lit ainsi que dans sa tête, ce n'est pas une perspective très réjouissante. Quand on l'a fait quelques fois, on en vient presque à craindre l'arrivée de la nuit. On se demande avec angoisse si cela durera toujours! Mais il ne faut pas croire que l'on est insomniaque simplement parce que de temps à autre, les nuits ne sont pas pleinement satisfaisantes. On devient insomniaque quand, régulièrement, on se lève avec l'impression de ne pas avoir assez dormi et que ce manque de sommeil empêche de bien fonctionner.

Cependant, on s'inquiète souvent de façon démesurée des effets du manque de sommeil. Des expériences démontrent que l'on peut être privé de repos pendant 72 heures et accomplir quand même ensuite une journée de travail normale. Bien sûr la sensation est désagréable, la fatigue provoquant un inconfort certain, mais cela ne semble pas perturber trop profondément l'organisme.

Il est important de savoir cela, car la crainte des dommages que provoque une nuit sans sommeil est parfois à l'origine du cercle vicieux de l'insomnie. Certaines personnes, par exemple, ont tout simplement besoin de moins de repos que d'autres. On dit que Napoléon dormait en moyenne cinq heures par nuit et qu'il s'en portait très bien. Karl Marx aussi était un petit dormeur : quelques heures de sommeil chaque nuit lui suffisaient pour rester le bourreau de travail qu'il fut toute sa vie.

Parmi les gens qui souffrent d'insomnie de nos jours, 40 p. cent prennent quotidiennement des somnifères et 30 p. cent utilisent l'alcool pour parvenir jusqu'aux bras de Morphée. Mais il faut se méfier de ces tactiques trompeuses, en particulier de l'alcool qui aide parfois à tomber endormi mais sans garantir la qualité du repos. Au contraire, l'alcool a un effet stimulant sur le système nerveux central et perturbe souvent le sommeil. D'ailleurs l'usage prolongé de l'alcool et des somnifères crée une dépendance nuisible : il en faut toujours plus pour obtenir le même effet. Alors pour mettre toutes les chances de son côté, surtout au cours de périodes où l'on a de la difficulté à dormir, on doit justement éviter l'alcool et le café. La régularité de l'heure à laquelle on se couche, même les fins de semaine, et la pratique régulière d'une activité physique sont de bien meilleurs atouts.

Lire un bon livre, regarder la télévision ou écouter de la musique, cela prédispose bien au sommeil. Mais on devrait éviter de s'endormir sur des images agressantes, sur des problèmes quotidiens. Pour avoir de bonnes nuits, on gagne à créer un climat propice, coupé des bruits extérieurs.

Enfin, pour prévenir et traiter l'insomnie, l'idéal est encore d'apprendre à connaître le fonctionnement de sa propre horloge interne. Notre sommeil est fait d'une succession de cycles. Chacun d'entre eux dure une heure trente ou deux heures. À la fin d'un cycle, il peut y avoir une courte période d'éveil, mais la plupart du temps on n'en est pas conscient. Cependant, quand on vit des tensions, il arrive que l'on se réveille tout à fait pendant cette période qui survient entre les cycles.

Il faut alors rester calme, se trouver des idées agréables et, surtout, se rappeler qu'en position couchée, on se repose, même si on ne dort pas profondément. Dans certains cas, on peut se lever, se préparer une bonne tisane ou une tasse de lait chaud, écouter de la musique et se recoucher aux premiers signes d'endormissement.

Il est arrivé à tout le monde de connaître, un jour ou l'autre, l'ennui d'une nuit blanche. Peut-être est-il bon de s'en souvenir, car cela permet de mieux apprécier les autres nuits, celles où arrivent comme un cadeau ces merveilleux petits voyages que la vie offre à bon compte...

LA FOURMI À L'OREILLE

Patricia, une des deux filles de Geneviève, téléphone au bureau, en proie à la plus grande panique : elle vient de s'apercevoir avec horreur qu'une fourmi était entrée dans son oreille! «Va-t-elle aller dans mon cerveau?» demande l'enfant effrayée. «D'abord garde ton calme, ma chérie et crois-moi, il n'y a aucun danger!»

La fourmi n'est pas prêteuse, c'est là son moindre défaut, disait l'autre. En fait, on aurait sans doute plus de raisons de l'accuser d'être curieuse. Ne retrouve-t-on pas la fourmi constamment en train de fouiner dans les chaussures, le long des jambes, dans le garde-manger et dans le sac à pique-nique?

En général, on ne craint pas vraiment cette petite bestiole dans nos pays du Nord; et il ne faut pas trop s'en faire non plus si d'aventure elle se retrouve dans le fond de notre oreille! Elle n'ira pas plus loin...

Contrairement à des histoires qui circulent souvent, une fourmi qui s'introduit dans une oreille est presque immédiatement stoppée. Elle ne se rendra surtout pas jusqu'au cerveau... En effet, le canal auditif est formé, entre autres, du tympan et de petits osselets qui bloquent tout passage aux intrus. Mademoiselle la Fourmi n'a en somme qu'un pauvre petit centimètre à sa disposition, dans lequel elle sera la première à paniquer. La sensation est, bien sûr, très désagréable pour l'hôte de cette visite inopinée, d'autant plus que le bruit de la fourmi cherchant la sortie est amplifié par la proximité du système auditif. Mais l'expérience peut servir à vérifier son propre degré de maîtrise de soi...

Alors que doit-on faire pour déloger la fourmi? On met une petite goutte d'huile dans l'oreille, tout simplement. L'huile, plus que l'eau, réussira à la noyer. Et si alors l'indésirable ne sort pas d'elle-même, on s'abstient d'utiliser un coton-tige. On se rend plutôt dans une clinique pour demander à des professionnels d'effectuer un bon lavage d'oreille. Et... adieu la visite!

CHAPITRE 4

C'est la fête

Vers la fin de l'après-midi, Geneviève sort de son bureau un peu inquiète : «Aviez-vous oublié mon invitation? J'avais organisé un ''5 à 7'' pour célébrer l'anniversaire de l'agence!» Toutes les émotions de la journée ont dû perturber Geneviève : personne, à part elle-même, n'avait oublié cette petite réception.

La salle de réunion est d'ailleurs déjà bien garnie : un traiteur a été engagé pour y monter un buffet léger. Trois bouteilles de champagne trônent au milieu des hors-d'oeuvre et des canapés.

Mais rien n'est simple. Avant de s'amuser, Geneviève veut d'abord faire un saut chez le fleuriste et chez le chocolatier pour acheter quelques cadeaux. Elle offrira des fleurs à sa mère et du chocolat à sa tante, qui aurait bien aimé être de la fête ce soir, chez Maubourquette et Filles.

«Nous t'attendrons, chère patronne», s'écrie tout le monde en coeur, comme une classe d'enfants *bien élevés... «Mais reviens vite, si tu veux qu'il reste un peu de champagne!»*

L'AMOUR EST SANS ÂGE

Geneviève est vite de retour au bureau : «J'ai eu une de ces surprises tantôt, raconte-t-elle en souriant. En arrivant chez ma tante, je suis tombée sur un de ses amis qui m'a semblé être un peu plus qu'un simple copain! J'ai eu carrément l'impression de les déranger dans un moment... inopportun, c'est le moins qu'on puisse dire! Je ne m'attendais jamais à ça!»

Désir ne peut mourir, dit-on. Et l'amour après 60 ans, ce n'est rien de nouveau. Mais on méconnaît encore trop souvent la réalité sexuelle des personnes du troisième et du quatrième âge. Pourtant, la libido est l'expression d'un désir profond de contact humain et d'amour, d'un désir de vivre. Alors pourquoi devrait-elle s'éteindre? La libido est peut-être la manifestation la plus fondamentale de notre appétit de vivre; la frustration de cet appétit peut même créer des sentiments d'isolement et de désespoir.

Les recherches confirment d'ailleurs cette hypothèse; en effet, les personnes âgées qui ont des relations intimes ressentent une certaine plénitude de vie. Impossible de savoir si c'est l'activité sexuelle qui améliore la santé ou si, au contraire, c'est la bonne santé qui favorise l'éclosion d'une sexualité active. Chose certaine, l'expression sexuelle semble être un indice de bonne santé, et l'on peut donc croire que chez certaines personnes, le fait de supprimer cette expression serait associé à une diminution de la qualité de vie.

Notre société tend à assimiler l'érotisme à la jeunesse et le fonctionnement sexuel à la capacité de reproduction, particulièrement dans le cas des femmes. Notre perception de la sexualité s'est élaborée à des moments de l'histoire où peu de gens atteignaient soixante ans. Mais de nos jours, il devient absurde de laisser ces idées obscurcir la perception du plaisir et de l'intimité pendant la seconde moitié de la vie. Ironiquement, c'est à ce moment que les gens disposent d'assez de temps libre pour devenir des êtres plus sensuels et plus complets.

En réalité, la libido varie considérablement d'une personne à l'autre, comme c'était le cas d'ailleurs à tout âge. Chez ceux et celles qui ont toujours maintenu une activité intense, la sexualité reste relativement stable. L'excitation et l'orgasme s'établissent plus lentement, mais la fréquence des contacts peut se maintenir.

Quant à l'intérêt, il ne semble pas diminuer tellement. Il suffit de fréquenter un club du troisième âge pour constater que les allusions et les blagues à caractère sexuel occupent une bonne place dans les échanges. On constate couramment que l'intérêt survit à l'activité qui baisse, ce qui se produit d'ailleurs souvent faute de partenaire.

Faire l'amour fait appel à la fois au cerveau, aux nerfs, aux hormones, aux muscles et à la circulation sanguine. C'est une sorte d'exercice physique. Et comme pour n'importe quel exercice physique, il est normal que la tension artérielle, la fréquence cardiaque et le rythme de la respiration augmentent.

Cela ne veut pas dire pour autant que ce soit dangereux pour la santé. Au contraire!

Pourtant, certaines personnes s'empêchent de faire l'amour au-delà de la soixantaine, soit à cause de craintes reliées à leur état de santé, soit à cause de changements physiologiques qui sont perçus comme irréversibles. Certaines maladies ont effectivement des répercussions sur la sexualité. Ainsi, le diabète et l'hypertension peuvent causer un durcissement des artères, ce qui a pour effet de ralentir la circulation sanguine. Chez l'homme, le sang ne se rendant pas assez rapidement aux organes sexuels, ces maladies posent des problèmes d'érection. De plus, il est certain que de sérieuses faiblesses cardiaques ou articulaires imposent certaines restrictions, comme elles le font pour d'autres activités physiques. Mais la plupart du temps, ce qui empêche d'avoir des relations sexuelles normales, c'est la peur de la maladie plus que la maladie elle-même.

Pour conserver une sexualité normale, les personnes âgées doivent donc commencer par combattre leurs propres préjugés. Et comme si cela ne suffisait pas, elles doivent aussi faire face aux préjugés de leurs proches (leurs enfants par exemple), ou des institutions qui en ont la charge. Ce sont souvent ces influences extérieures qui découragent l'expression d'une sexualité ouverte.

MOURIR DE CHAGRIN

En prenant son premier verre de champagne, Geneviève devient songeuse. «Demain, dit-elle, ça fera trois ans que mon mari est décédé. Je n'arrive pas à croire que j'ai réussi à passer à travers. J'ai même retrouvé la joie de vivre. Dans les premiers temps, je pensais bien ne jamais m'en remettre...»

Il est bon de se rappeler que le malheur ne dure pas toujours. Lorsqu'on perd un être proche, comme son conjoint, à la suite d'une maladie ou d'un accident, on se sent abandonné et c'est comme si une moitié de sa propre personne était soudain arrachée. La moindre épreuve semble alors insurmontable et on doit redoubler d'efforts pour ne pas se retrouver en bas de la côte... La peine qu'on ressent est parfois si intense qu'elle peut même rendre malade.

Les défaillances cardiaques font partie des problèmes de santé les plus courants après un deuil. On observe aussi fréquemment de la dépression, de l'alcoolisme et parfois même des tentatives de suicide. Plusieurs chercheurs sont même tentés de faire un lien entre certaines formes de cancer et les émotions causées par un grand chagrin.

Les pires, ce sont les gens qui ne laissent rien paraître. Il est vrai que les grandes douleurs sont souvent muettes, mais il est important de ne pas se refermer sur soi-même et de ne pas s'isoler. Les jeunes veufs sont parfois menacés par cette attitude. Peu habitués à exprimer leurs émotions, ces hommes doivent à la fois mener une carrière, élever de jeunes enfants et réapprendre à vivre. Mais on rencontre encore plus fréquemment des veufs âgés qui souffrent amèrement d'un deuil auquel ils ne s'étaient pas préparés. Habitués à des manières façonnées par 30, 40 ou même 50 ans de vie commune, ces hommes ont de la difficulté (plus que les femmes, semble-t-il) à accepter la solitude et le quotidien. Ils doivent faire un effort réel pour permettre à la vie de prendre le dessus. Eux aussi doivent apprendre à exprimer leurs émotions et à demander de l'aide.

Mais peu importe le sexe et l'âge, un décès est toujours une épreuve. Les six premiers mois constituent une étape d'adaptation. Ensuite, la période où l'on risque le plus d'avoir des maladies se situe entre la deuxième et la cinquième année suivant le triste événement.

Comment réagir? Il faut vivre sa peine! Ce n'est pas pour rien qu'il existe des pleureuses dans certaines cultures : elles permettent de faire sortir violemment les émotions. Mais les pleureuses ne sont pas légion ici, du moins sur le plan professionnel; alors vaut mieux compter sur ses propres larmes pour extérioriser son angoisse et sa souffrance.

Pour vivre sa peine, il est bon de parler. Il ne faut pas hésiter à exprimer tout haut sa douleur : la parole est une merveilleuse thérapeute, et un chagrin exprimé aux amis et aux proches est déjà un peu moins accablant.

Doit-on se débarrasser des objets du conjoint? Est-il préférable de déménager? Il n'y a, bien sûr, aucune réponse toute faite à ces questions. Chacun y va selon son sentiment; l'essentiel, c'est de ne rien précipiter. Vendre la maison, liquider des biens, changer de quartier ou de ville, toutes ces décisions peuvent attendre.

Oui, mourir de chagrin, cela existe... mais c'est si rare! La vie a tellement plus souvent le dernier mot. Sur Terre, on ne fait que passer... Apprécionsle, car ce passage comporte des peines, mais aussi de nombreuses joies.

LE STRESS

Pendant les premiers mois de son veuvage, Geneviève s'est jetée dans le travail, par un besoin éperdu d'oublier. «Mais un jour l'alerte a sonné, raconte-t-elle. J'ai compris que je n'avais pas choisi la meilleure solution! Je me suis retrouvée à l'hôpital, convaincue d'avoir fait une crise cardiaque. On m'a expliqué alors que je souffrais de crampes musculaires et d'épuisement. Tout cela était dû au stress et il fallait que je change d'attitude face à la vie...»

Le stress, ça peut sauver la vie, mais ça peut aussi tuer! Quand un chat rencontre un chien qu'il ne connaît pas, il se met en état de stress. Sa respiration s'accélère, son coeur bat plus vite, ses muscles se tendent. En un instant, son organisme devient hypervigilant, aussi prêt à fuir qu'à affronter le danger. C'est peut-être ainsi que le chat restera en vie. Le même mécanisme se produit chez les humains. Le stress est donc un mécanisme essentiel. Il s'agit de ne pas l'utiliser trop souvent et, surtout, inutilement.

«Stress» signifie «tension» en anglais. C'est la réponse de l'organisme aux agressions physiologiques et psychologiques de l'environnement; devant ces agressions, le corps s'adapte. À la vue du danger, l'organisme adopte instantanément une position de combat. On parle aussi de réaction d'alarme. Celle-ci fait appel à presque toutes les fonctions du corps. On observe alors une augmentation du débit sanguin, un surplus significatif d'énergie et une réduction importante des activités non essentielles. Durant une réaction d'alarme suffisamment intense, même les activités digestives, urinaires et reproductrices sont inhibées. C'est donc sérieux!

Seulement, le mécanisme du stress ne s'arrête pas toujours là; il continue après avoir sonné l'alarme. Quand la situation agressante demeure, l'organisme s'entête à résister et s'installe dans une réaction de longue durée. C'est là qu'il commence à s'user, et il en résulte... de l'épuisement.

Il arrive alors que les gens aient des malaises cardiaques ou, à tout le moins, ce qu'ils *prennent* pour des malaises cardiaques. C'est ce qui s'est produit avec Geneviève après une période de surmenage. En revenant à un rythme de vie plus normal, son problème s'est résorbé.

Le stress peut être déterminant dans le développement de plusieurs maladies; ainsi en est-il dans certains cas de gastrite, d'irritations de l'estomac et des intestins, d'ulcères, d'hypertension, d'asthme, de migraines, d'anxiété et de dépression. De plus, on croit que le stress augmente la vulnérabilité aux infections en inhibant temporairement le système immunitaire. Il a également été démontré que les personnes soumises à des stress risquaient plus que les autres de souffrir d'une maladie chronique ou de mourir prématurément. Notons toutefois qu'en général, le stress n'est pas la cause unique d'une maladie; d'ailleurs, toutes les maladies nommées ici ne sont pas nécessairement, non plus, le résultat du stress.

C'EST LA FÊTE

Dans la vie de tous les jours, ce qui contribue à créer un état de stress, ce sont des journées trop remplies, des horaires réglés à la minute près, des bouchons de circulation, un deuil, une séparation. Mais l'inverse est aussi vrai : pas assez de stimulation, pas assez de défi, la solitude et le chômage peuvent également représenter des éléments stressants.

La vie moderne pousse à accumuler de la tension, autant au travail qu'à la maison, et l'on se retrouve aisément avec des difficultés à maintenir l'équilibre. Tout cela pourrait bien s'appeler brûler la chandelle par les deux bouts...

Bien sûr, on peut supporter des tensions très fortes. Mais après une certaine période (variable pour chacun), on épuise ses réserves et on devient vulnérable à la maladie. Alors quand le corps donne des avertissements, on devrait savoir s'arrêter. Pour certaines personnes, ces avertissements prendront la forme de brûlures d'estomac; pour d'autres, ce seront des difficultés à dormir, des maux de dos ou des migraines.

Pour diminuer la tension, bien des gens utilisent des subterfuges : ils boivent, ils mangent, ils fument davantage. Mais ces compensations risquent de créer rapidement des problèmes encore plus grands. Il est donc recommandé de jouer au détective avec soi-même : D'où vient cette boule dans la gorge? Pourquoi se réveille-t-on si souvent la nuit? Quelle est cette envie de fumer qui surgit?

De plus, il faut savoir choisir. Refuser de voir tout le monde, se garder du temps pour soi, ne pas se forcer à vivre trop de changements à la fois, faire des activités physiques. Oui, l'exercice procure une sensation de détente et diminue l'anxiété, comme d'ailleurs certaines techniques de relaxation. De plus, on recommande de prendre l'habitude d'exprimer ses émotions, qu'elles soient positives ou négatives.

Enfin, il reste l'humour. Il est bon de cultiver cette attitude saine où une touche d'esprit vient à la rescousse des émotions et des tensions. Car cette chandelle, il faut bien l'arrêter de brûler avant qu'un des deux bouts ne rencontre l'autre...

SAVOIR RIRE

Geneviève surprend tout le monde avec ses confidences. D'abord, elle ne parle pas souvent d'elle-même; de plus, elle a l'habitude de rire de si bon coeur qu'elle passe pour quelqu'un qui ne s'en fait pas avec la vie. «Et qu'avais-tu fait de ton sourire pendant cette période? lui demande Régine. «Oh! tu sais! répond-elle, songeuse... bien des gens n'en ont même pas eu connaissance. Comme disent les Juifs : "Quand tu ris tout le monde le remarque; quand tu pleures, personne ne le voit."»

Même si le rire peut avoir de nombreuses significations, on sait qu'il est en général d'un excellent secours pour la santé mentale. Rire, que ce soit dans sa barbe ou à gorge déployée, cela fait du bien.

Le rire est un réflexe étrange. Le phénomène a intéressé aussi bien les philosophes et les psychologues que les neurologues, qui étudient le fonctionnement du système nerveux. Tous cherchent à comprendre le comment et le pourquoi de ce

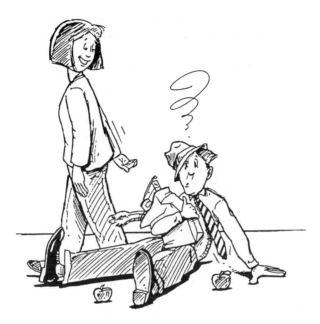

spasme musculaire. Tous cherchent et... personne ne trouve!

Il existe tant de sortes de rires. On rit devant une situation cocasse, en réaction à la surprise, pour cacher une gêne, par sympathie. On rit parce que quelqu'un vient de tomber, même s'il risque de se faire mal... On pourrait rire de presque n'importe quoi; tout est une question de point de vue.

Le rire s'adresserait directement à l'esprit. Certains croient même que ce serait là un acte de pure intelligence. C'est d'ailleurs ce qui nous fascine tant chez les animaux dont le visage est en forme de sourire : il arrive qu'on se demande s'ils n'ont pas compris quelque chose qui les porterait à rire de nous!

C'est le cas des dauphins et des chimpanzés, généralement considérés comme les animaux les plus intelligents de la terre.

Le rire libère aussi des tensions et des émotions. Il permet de prendre le recul nécessaire pour juger les faits. Des chercheurs américains prétendent que plus les parents font rire précocement un enfant, plus cet enfant développera son intelligence, sa sociabilité et son aptitude au bonheur. D'autres scientifiques ont émis l'hypothèse qu'il existerait une molécule du rire, une sorte d'hormone spécialisée. On a même affirmé que le rire avait une influence bienfaisante sur la santé parce qu'il provoque des mouvements du diaphragme dont l'effet est d'accélérer le processus digestif... Ces théories valent ce qu'elles valent, bien sûr, mais elles montrent à quel point l'explication du rire laisse place à l'interprétation.

Toutes les époques n'ont d'ailleurs pas porté le même regard sur le rire. Dans certains milieux aristocrates des siècles passés, on le voyait comme une grimace déformante, juste bonne pour le petit peuple. Mais le fait qu'il y a eu du théâtre comique dans la Grèce antique prouve qu'il en va du rire comme de l'amour : il persiste malgré les âges.

LES MALADES IMAGINAIRES

Pour Michel, les maladies sont toujours des histoires. Il n'y croit pas beaucoup. Chaque fois que quelqu'un se plaint, il change de conversation : «C'est de l'air que tu as dans le ventre», a-t-il l'habitude de lancer d'un air désinvolte.

C'EST LA FÊTE

Il est vrai que lorsqu'on est en santé, d'une certaine manière, on devrait ne pas prendre trop au sérieux les questions de santé. La vie sait en gros ce qu'elle fait. Mais presque tout le monde a une petite tendance à l'hypocondrie, cette anxiété excessive à propos de sa santé.

Quand on est malade, même pour un simple rhume, il arrive que l'on souhaite se faire dorloter et, pour obtenir l'attention, qu'on se plaigne de son sort un peu, beaucoup ou... passionnément. On devient très attentif au moindre signe d'un trouble dans le fonctionnement de son corps : des palpitations, une rougeur, une crampe à l'estomac et ça y est... on se met à imaginer que la grippe donne lieu à des complications, qu'elle dégénère en pneumonie... L'hypocondrie nous guetterait-elle?

Évidemment, il ne faut pas assimiler à l'hypocondrie l'ensemble des petites inquiétudes que tout le monde ressent à l'occasion d'une éruption cutanée étrange, d'un pincement au coeur inhabituel ou d'un lancinant mal de dos. Ces angoisses sont normales : il faut s'occuper de sa santé. Ce qui n'est *pas* normal, c'est de refuser systématiquement de se laisser rassurer. Le ou la vraie hypocondriaque est victime d'un désordre mental et tient absolument à être malade. Une telle névrose complique drôlement l'existence.

Le plus célèbre des hypocondriaques de tous les temps, c'est le malade imaginaire de Molière : Argan. En dépit d'une santé robuste, Argan est persuadé qu'il est malade, et son tourment le fait recourir sans cesse aux avis des médecins et des apothicaires. Son désir d'être tenu pour souffrant le fait s'abandonner comme un enfant aux soins de sa seconde épouse, qui est pourtant une femme hypocrite et intéressée.

Molière avait bien saisi le caractère de l'hypocondriaque : celui-ci a tendance à être obstiné, parcimonieux, perfectionniste et ambivalent. On le décrit aussi comme égocentrique, hypersensible à la critique, préoccupé à l'excès par lui-même et par son corps, qu'il traite comme un objet précieux. Les hypocondriaques sont souvent des gens qui n'ont pas senti qu'ils avaient de la valeur vis-à-vis des leurs, plus spécialement aux yeux de leurs parents. Il font alors comme si leur corps prenait cette importance qu'ils auraient tant aimé avoir, eux.

Leurs proches se mettent à entendre ces longues litanies : les plaintes s'étalent en long et en large, avec force détails et un extrême sentiment d'urgence. L'hypocondriaque se sent rarement en confiance avec les gens de son entourage; c'est pourquoi il se documente en lisant des livres, en fouillant dans des dictionnaires spécialisés, en consultant le plus de médecins possible. Il en arrive à bien connaître le jargon médical, qu'il tente d'utiliser comme s'il était un «pro». Peu à peu, il finit par ne s'intéresser qu'à cela. Le reste représente de moins en moins d'intérêt à ses yeux et son attitude crée un cercle vicieux difficile à rompre. C'est un peu pour être aimé qu'il agit ainsi et c'est hélas le meilleur moyen de ne pas l'être! Cependant, l'hypocondriaque préfère se sentir «malade» plutôt que de se sentir sans valeur.

Comment devient-on hypocondriaque? Bien que les opinions des psychologues soient partagées à ce sujet, on s'entend en général pour dire que l'hypocondriaque souffre d'une faible estime de soi et qu'il dispose d'un modèle inadéquat quant à la manière d'obtenir de l'attention.

Comment réagir? Il est inutile de proposer un diagnostic simple à un conjoint ou à un ami qui aurait cette tendance. Il ne sera pas calmé par une réponse comme celle que Michel aime donner : «C'est de l'air que tu as dans le ventre»! L'hypocondriaque a plutôt besoin de savoir qu'on le prend au sérieux et que ses plaintes sont entendues. S'il reçoit de l'attention réelle, il peut se sentir rassuré à la longue. Sait-on jamais... peut-être alors se mettra-t-il à rendre moins dramatique la moindre variation dans son taux de pression ou dans la couleur du blanc de son oeil; peut-être cessera-t-il d'interpréter comme un cancer du poumon son irritation de la gorge ou comme une tuberculose pulmonaire sa dernière quinte de toux!

Mais cela prend beaucoup de temps, une indulgence extrême et, paradoxalement, une distance qu'un proche ne parvient que très difficilement à garder. C'est pourquoi il est souvent préférable que la personne se trouve un médecin de confiance, qu'elle consultera au fur et à mesure que les angoisses se présenteront et dont la patience sera moins mise à l'épreuve dans le quotidien.

L'hypocondriaque exagère, c'est là son grand défaut. Mais l'exagération peut survenir dans l'autre sens et de nombreuses personnes négligent de s'occuper de leur corps. Il arrive pourtant que celui-ci parle clairement : dans ce cas, vaut mieux lui répondre. Ainsi, ils ne sont aucunement hypocondriaques ceux et celles qui, à l'occasion, s'inquiètent de leur santé et passent les examens de routine recommandés à leur âge. Après 40 ans, les femmes peuvent sans exagérer «s'inquiéter» une fois l'an ou à tous les deux ans du cancer du col ou du sein; les hommes peuvent en faire autant avec le cancer de la prostate. C'est l'excès d'inquiétude qui fait l'hypocondriaque, pas l'inquiétude elle-même... Tout le monde le sait maintenant : la modération a bien meilleur goût!

LES MANGEURS D'ONGLES

Après avoir passé un moment à converser avec ses camarades de travail, Deborah s'est assise un peu en retrait, l'index dans la bouche. Elle ne se rend certainement pas compte à quel point elle ressemble à un écureuil, ainsi installée, le front crispé, les dents serrées, concentrée sur ses ongles qu'elle ronge allègrement. «Tiens, souligne Michel avec un sourire goguenard, je n'avais pas remarqué que nous avions une onychophage parmi nous...»

L'onychophagie, c'est l'habitude de se ronger les ongles. Spontanément, à la moindre émotion intérieure, devant la première contrariété, les onychophages portent leurs doigts à la bouche et commencent leur travail de rongement systématique.

Qui sont-ils? Surtout des jeunes. En effet, c'est chez les enfants qu'on retrouve le plus souvent les rongeurs d'ongles. D'après les statistiques, de 40 à 50 p. cent des enfants, filles ou garçons, se rongent les ongles durant une courte période de temps. Ce phénomène est particulièrement prononcé chez les 11-13 ans, mais l'habitude disparaît en général au cours de l'adolescence, au moment où le jeune prend conscience de son image. Toutefois, la vilaine manie persiste chez environ 20 p. cent des adultes. Elle devient alors la manifestation d'un tempérament anxieux.

Que vivent-ils? Les gens qui se rongent les ongles sont des personnes tendues, angoissées et souvent timides. Certains psychologues les ont décrits comme vifs, hyperactifs, autoritaires, mais extériorisant peu ou mal leurs émotions. Ils semblent aussi plus distraits et plus instables que les autres. En y regardant de plus près, on constate souvent que ces personnes vivent ou ont vécu une situation familiale tendue. Cependant, la vie des rongeurs d'ongles n'est pas forcément pénible. Leur comportement peut servir, tout simplement, à les libérer d'un état de tension passager.

Divers points de vue éclairent le phénomène de l'onychophagie. Le psychanalyste dira peut-être que cette habitude dénote une tendance à vouloir se retrancher du monde. Le biologiste, lui, soutiendra que le fait de se ronger les ongles perturbe le développement normal de cette lame cornée et constituée de cellules dégénérées. Peut-être un diététicien affirmerait-il que l'ingestion de ce revêtement transparent et solide ne nuit aucunement à la santé car on n'y retrouve aucun poison... Mais le plus souvent, ce qui intéresse vraiment les gens, c'est de savoir si cette habitude disgracieuse se corrige.

Comment s'en débarrasser? Quand on sent que le «rongement» n'est pas loin, il faut trouver une activité pour s'occuper les mains. Une des méthodes recommandées pour arrêter le processus, c'est de se décider à prendre en charge l'hygiène de ses ongles. On utilise une pierre ponce pendant le bain, on applique régulièrement une crème à main à l'odeur agréable, on commence ainsi à traiter les cuticules, on coupe régulièrement les ongles, on les lime avec soin et on les enduit d'un vernis, coloré ou non. De plus, on peut compléter le traitement avec un produit spécial qui se vend en pharmacie et qu'on applique sur les ongles. Comme il a très mauvais goût, on se rend facilement compte qu'on a un doigt dans la bouche...

Mais souvent le pire, ce sont les blessures périphériques que la mauvaise manie provoque. Il vient un temps où l'on ne se contente plus de ronger l'ongle lui-même, mais on étend la dégustation tout autour, dans un geste d'automutilation qui endommage les cuticules et une partie des doigts, provoquant des saignements ou des infections. Généralement, il s'agit là de complications mineures qui se soignent par des bains de mains dans l'eau chaude salée, quatre fois par jour. Au besoin, on peut appliquer un onguent antibactérien sur la zone affectée et la recouvrir d'un pansement.

Si l'automutilation dépasse ces désagréments bénins, ou encore si quelqu'un se met constamment les doigts dans la bouche, il se peut que le problème dépasse la simple habitude et qu'il soit le signe extérieur d'une angoisse profonde.

Il s'agit alors d'être vigilant et d'essayer d'en déceler la cause exacte. Parfois, il ne faut pas hésiter à consulter pour tenter d'éliminer la fâcheuse manie et, surtout, l'anxiété qui la provoque.

AUX VOLEURS!

Au cours de la petite réception organisée par Geneviève, une surprise interrompt les conversations : c'est Daryelle qui arrive, clopin-clopant sur son pied blessé! «J'ai décidé de venir vous rejoindre, dit-elle d'un seul souffle. Mais j'ai eu si peur en marchant pour venir ici. À cent pieds devant moi, j'ai vu deux jeunes bousculer une femme pour lui arracher son sac à main ! Elle a tellement résisté qu'elle s'est retrouvée par terre.»

Les personnes âgées et particulièrement les femmes sont plus souvent qu'avant victimes d'agressions dans la rue. Le but principal de ces attaques? Le vol. Les femmes représentent souvent des victimes idéales : à cause de leur faible résistance physique, de la facilité avec laquelle on peut les bousculer et à cause de leur peur.

La première chose que les personnes âgées doivent comprendre, si elles veulent mettre toutes les chances de leur côté, c'est que le plus grand danger qui les guette est de se faire blesser. Trop souvent, les gens âgés subissent des blessures ou des fractures dont ils porteront ensuite les séquelles parce qu'ils n'ont pas voulu laisser aller leur argent. Ce qu'il faut garder en tête, quand on circule dans la rue et qu'on veut avoir une attitude préventive, c'est d'abord de se protéger, ensuite d'avoir une allure de confiance pour dissuader le voleur éventuel.

Mais il ne faut pas non plus exagérer les dangers qui guettent les piétons. Ces agressions restent malgré tout exceptionnelles; il y a énormément

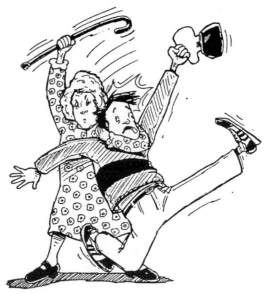

plus de gens qui ne seront jamais assaillis que de victimes d'attaques. Le fait de replacer les choses en perspective contribue d'ailleurs à fournir une confiance en soi, qui constitue elle-même une sorte de garantie contre les assaillants...

Règle d'or n° 1. Ne pas offrir de résistance

Spontanément, les gens s'agrippent à leur sac pour ne pas céder au voleur. Pourtant, il est souvent illusoire de croire qu'une personne âgée puisse résister physiquement à un jeune voleur. Aussi étrange que cela puisse paraître, le principe à suivre est de faciliter la tâche aux brigands; c'est pourquoi le sac à main doit se porter sur l'épaule ou à la main. Dans les deux cas, il faut tenir le sac entre les doigts et le pouce, et non pas dans la paume. On évitera de porter le sac en bandoulière, autour du cou ou enroulé autour du poignet, sinon on risque d'avoir une fracture de la clavicule ou du poignet.

À cela, plusieurs femmes rétorqueront que si elles laissent aller leur sac, elles perdront des choses précieuses, de l'argent ou des cartes par exemple. Il faut donc apprendre à vider son sac à main. On y laisse le moins d'argent possible, pas de clefs, pas de cartes d'identité ni de cartes de crédit. On se sert du sac à main pour mettre des mouchoirs, un petit porte-monnaie, des verres fumés, un livre. Les autres articles peuvent être portés dans les poches de la veste ou du manteau.

Règle d'or n° 2. Être sûr de soi

Les voleurs choisissent leurs victimes; ils vont vers celles qui semblent les plus faciles à attaquer. Il est donc important d'adopter une démarche et une attitude corporelle indiquant l'assurance. On portera des chaussures confortables, sans talons hauts. On marchera d'un pas long et confiant, les mouvements des bras seront souples et balancés, les mains resteront en dehors des poches, la démarche sera fluide, les épaules et la tête seront droites pour ne pas avoir le regard rivé au sol. De plus, on adoptera certaines stratégies dans la rue ou dans les transports en commun. Sur le trottoir, on marchera plutôt près du mur, de façon à trouver un appui en cas d'agression. Dans le métro, on se placera près des escaliers et on évitera les coins isolés. Dans la mesure du possible, on cherchera à s'asseoir. De plus, il est toujours plus rassurant de sortir à plusieurs et de choisir des rues bien éclairées.

Pour garder une bonne attitude, il ne faut surtout pas tomber dans le panneau de la peur à outrance qui enferme chez eux des milliers de gens âgés. Ceux-ci craignent tellement la ville et ses menaces qu'ils en viennent à ne plus mettre le bout du nez dehors. C'est là un comportement néfaste car lorsqu'ils doivent sortir, ils ont si peur qu'ils deviennent des victimes idéales.

La lecture des journaux donne souvent l'impression excessive que des agressions surviennent couramment. Mais grâce à quelques règles de base, une attaque représente une probabilité moindre qu'un accident d'autobus, une chute dans un trou d'homme ou le foudroiement par l'éclair... Ces règles relèvent souvent du simple bon sens : par exemple, ne pas marcher seul la nuit, dans des rues sombres.

Il est toujours préférable de se donner les moyens de vaincre sa peur. En effet, trop de prudence n'atteint jamais son but!

CESSER DE FUMER

C'est aujourd'hui le septième anniversaire de l'agence. C'est là le prétexte de cette petite fête où coule le champagne. Mais il y a une autre chose que Geneviève tient à célébrer : il y a sept mois aujourd'hui qu'elle a arrêté de fumer! «Et je crois bien que je ne recommencerai jamais», dit-elle non sans fierté.

Geneviève a raison d'être fière d'elle-même. Non seulement le fait d'arrêter de fumer est difficile, mais cela représente souvent une démarche globale où l'on choisit la vie et la santé, plutôt que la morosité d'une fumée qui détruit.

Cesser de fumer est un cheminement qui appartient à chacun. Il n'y a en effet ni recette ni mot magique qui fassent perdre cette habitude tellement intoxicante. Le seul principe qui garantisse une réussite dans ce domaine : la détermination du fumeur ou de la fumeuse. Lorsque la conviction est profonde, le sevrage n'est pas si difficile, affirment de nombreux témoins. Ce qui est le plus ardu, finalement, c'est de se convaincre que le tabac n'est pas un ami...

Depuis trois ans, trois millions de Canadiennes et de Canadiens l'ont abandonné après avoir compris cela. Et la très grande majorité d'entre eux l'ont fait sans l'aide d'un cours organisé. Cela est donc possible. Il est bon cependant de connaître certains principes et de savoir que la démarche suit un cheminement spécifique. Voici les trois grandes étapes par lesquelles la plupart des ex-fumeurs et ex-fumeuses sont passés :

- la préparation;
- l'arrêt;
- le maintien de la décision.

La préparation

«Divorcer» d'avec la cigarette, ça fait mal! On ne balaie pas du revers de la main une compagne aussi «fidèle», qui semble toujours là pour apaiser et réconforter. Pour se donner toutes les chances de réussir, il faut donc se préparer à la cassure. Il faut «muscler» sa motivation. Pendant les semaines qui précèdent le jour J, on accumule des munitions en recherchant les arguments qui touchent et qui correspondent aux raisons pour lesquelles on fume. Ensuite, on se fixe une date pour arrêter.

Durant la période préparatoire, on se concentre sur les mobiles profonds qui incitent à vouloir rompre avec le tabac. Ces raisons, on les affiche bien en vue : «J'aime trop la vie pour fumer!», «J'en ai assez d'être esclave!», «J'ai besoin d'air!». On peut écrire ces phrases en grosses lettres et les placer sur la porte du frigo, dans un miroir de la salle de bains ou dans son agenda. Pendant ces jours-là, on essaie de s'imaginer en personne non fumeuse; on tâche de voir le monde avec les yeux et... le nez d'un non-fumeur. On en profite pour s'imaginer avec plaisir le sentiment de libération qui s'en vient, la joie d'être enfin dégagé de l'obsession de la cigarette.

Pour mettre tous les atouts dans son jeu, on prévoit d'avance les activités de la première semaine de sevrage. On s'organise pour fuir les occasions de fumer. On apprivoise mentalement toutes les situations où l'on se retrouvera sans cigarette : au saut du lit, à la pause café, après les repas, après l'amour; et on prévoit des solutions de rechange. Si l'on fume par plaisir de toucher et de goûter, on s'équipe de ce qu'il faut pour mâchouiller et manipuler : gommes, pastilles, graines de tournesol, pailles. Et on garde constamment sous la main un grand pot à eau.

Enfin, on place les derniers mégots dans un bocal plein d'eau que l'on garde précieusement. Un jour, ça pourra rafraîchir la mémoire... Il est bon de se rappeler que dans la vie, on a gagné des batailles et on a su mener des projets à terme. On peut, de la même façon, mettre la cigarette en échec. Il suffit, pour s'en convaincre, de bavarder avec d'anciens fumeurs. Après quelques années, rares sont les personnes qui regrettent leur décision. Le jeu en vaut donc la chandelle!

Quand on vit avec un fumeur ou une fumeuse sans partager sa passion funeste, il est inutile d'essayer de le convaincre d'écraser. Le geste doit venir d'en dedans. Par contre, une fois que la décision est prise, il est bon de l'épauler.

L'arrêt

Le premier jour sans cigarette est un jour mémorable; la plupart des ex-fumeurs se souviennent de cette date comme d'un grand jour. C'est, de fait, la première journée où ils ont entamé un processus qui allait les libérer d'une longue intoxication, casser des habitudes soi-disant réconfortantes et surmonter une dépendance souvent très rassurante. Tout cela peut avoir l'air d'une aventure interminable au début, mais ce n'est pas le cas.

L'important au cours de cette première journée, c'est de s'interdire de flancher, quoi qu'il arrive. La décision est prise : c'est aujourd'hui qu'on plonge. Il est intéressant de savoir qu'aussitôt débarrassé du tabac, l'organisme se lance dans une opération de grand ménage. Seulement vingt minutes après la dernière cigarette, la pression artérielle et le rythme cardiaque redeviennent normaux. Au bout de huit heures, le taux de monoxyde de carbone dans le sang baisse, alors que le taux d'oxygène remonte. Au bout de vingt-quatre heures, la santé du coeur s'est notablement améliorée. Ce n'est donc pas une abstraction. Il ne faut pas plusieurs semaines avant de constater la différence : une seule journée suffit, surtout si l'on fait de l'exercice.

Au début, bien sûr, tout ce branle-bas de combat peut amener des réactions physiques désagréables, appelées les symptômes du sevrage. Ainsi, on peut éprouver de légers vertiges ou des maux de tête. Comme la circulation s'améliore, on peut sentir des fourmis dans les jambes. Les cils qui tapissent les bronches et les poumons ne sont plus encrassés par le goudron : ils peuvent enfin reprendre leur fonction de vidangeurs. Et si l'on tousse, c'est signe que le nettoyage va bon train.

Mais tout le monde ne ressent pas ces symptômes de sevrage. De toute façon, ces éventuels désagréments disparaissent après quelques jours ou, au pire, après deux semaines.

Quand on veut éliminer le tabac, il faut faire disparaître tous les objets qui le rappellent : cigarettes, briquets, cendriers, pipes, cigares. Ensuite, il reste à se retrousser les manches pour affronter la bête noire de l'ex-fumeur : les soudaines envies de fumer, ces rages qui arrivent souvent sans prévenir, comme des vagues. Mais celles-ci ne durent que quelques secondes si l'on sait, bien sûr, les repousser immédiatement. Et avec le temps, ces envies diminuent très vite en intensité et en fréquence. Alors l'important, non ce n'est pas la rose... c'est plutôt de tenir le coup!

Dès que le besoin de fumer se fait sentir, on prend trois ou quatre respirations profondes pour oxygéner le système et se détendre. Il est bon aussi de boire de grandes gorgées d'eau bien froide, de mâcher de la gomme sans sucre, de sucer des pastilles, de manger des graines de tournesol, de croquer dans un fruit ou dans des bâtonnets de légumes. On tâche de s'occuper les mains et l'esprit. Mais surtout, on ne laisse pas l'idée du tabac entamer sa détermination. On s'interdit d'envisager même la possibilité d'en reprendre.

La marche, le vélo, la natation sont d'excellentes soupapes, surtout parce que ces activités suscitent le goût d'être en santé. Pendant un certain temps, il est recommandé d'éviter les boissons stimulantes, comme l'alcool et le café. De plus, on fuit au début les situations qui peuvent être trop tentantes : pauses café, soirées avec des fumeurs, sorties dans les bars. De toute façon, ces situations pourront être très bientôt réintégrées sans problèmes dans la vie de tous les jours; il s'agit seulement de ne pas trop exiger de soi au début. Au cours des trois premières semaines, on peut se sentir triste et un peu vide. Cesser de fumer, c'est un peu comme vivre un deuil : il faut laisser le temps agir et avancer un jour à la fois. Le tabac est un adversaire de taille, c'est vrai. Mais nos raisons d'en finir avec lui sont toujours les plus fortes.

L'aide de l'entourage est un atout précieux pour l'apprenti ex-fumeur. Un ami ou un conjoint peut soutenir cet effort en acceptant de bonne grâce qu'il change ses habitudes, en l'aidant à supprimer les tentations et, surtout, en reconnaissant le sérieux de son entreprise. La devise : «Un pour tous, tousse pour un!»

Le maintien

Vivre sans cigarettes, c'est possible. On a maintenant franchi l'étape la plus difficile, celle de la première semaine. Il s'agit alors de maintenir ses nouvelles habitudes. Il faut une période d'un an pour être considéré comme un véritable «ex-fumeur». On atteindra cet objectif un pas à la fois et cela, malgré les embûches.

Réussir le sprint d'une première semaine sans tabac, c'est de la haute performance. On peut déjà savourer le fruit de ses efforts. Après quelques jours, souvent la toux du matin et l'enrouement de la gorge se sont volatilisés. Les cendriers qui empestent, les vêtements parfumés à l'odeur de boucane, la bouche amère, tout cela fait désormais partie du passé. Et à ce jeu de «Qui perd gagne», on n'a pas fini d'encaisser les profits...

En renonçant au tabac, on récolte un odorat plus aiguisé, des papilles gustatives rajeunies, une meilleure capacité cardiaque et, dès le troisième mois, une fonction respiratoire augmentée de 20 p. cent. En plus, on s'aperçoit que les envies de fumer sont de moins en moins fréquentes et de plus en plus faciles à maîtriser.

Bien sûr, il ne faut pas se conter de pipes... La route est semée d'embûches et de nombreux candidats abandonnent la course. La peur de l'embonpoint en fait trébucher plus d'un. Bien entendu, si l'on compense avec la nourriture, on peut engraisser. Mais en bout de ligne, la plupart des ex-fumeurs et ex-fumeuses s'en tirent sans avoir pris de kilos supplémentaires. Au contraire : selon un sondage réalisé à l'échelle nationale, 1 ex-fumeur sur 4 perdrait même du poids!

Le stress, l'anxiété, la manque de confiance en soi peuvent aussi réduire en cendres les plus solides résolutions. Tout commence par une première cigarette. Celle qu'on prend juste pour se calmer les nerfs, pour se «contenter». Mais quand il est question de tabac, prendre une seule cigarette, c'est jouer avec le feu. Il faut savoir qu'un ex-fumeur restera toujours un ex-fumeur. Avant de prendre la première bouffée, on doit y penser sérieusement, réfléchir à tout le chemin parcouru, et savoir que le pire est fait. Est-ce qu'on tient vraiment à revenir à la case départ? On recense alors, rapidement, tous les atouts que l'on gagne en ne fumant pas.

Si, malgré tout, on succombe, il ne faut pas croire qu'on est un cas désespéré. On a perdu une bataille, mais non la guerre. Chaque tentative pour arrêter de fumer est un pas dans la bonne direction. Alors on réajuste son tir, on reprend son élan et on essaie encore. Car se donner de l'air pur, s'offrir un deuxième souffle, c'est sûrement un des plus beaux cadeaux que l'on puisse se faire.

Et pour mieux s'en convaincre, on se récompense en s'offrant quelque chose d'inhabituel comme une grande sortie, des fleurs, une nouvelle crème pour le visage ou un beau vêtement qu'on désire depuis longtemps. On fait le compte des améliorations constatées depuis le jour J : une meilleure odeur, un goût plus fin, une haleine plus fraîche, un teint plus clair, plus d'énergie, plus d'argent, et la fierté d'avoir acquis tout cela!

DE L'ALCOOL SANS ALCOOLISME

Dans un coin de la cuisinette, on vient de découvrir une bouteille de vin que personne n'a entamée. Régine, qui aime beaucoup la dive bouteille — surtout quand elle est bien rouge —, l'ouvre et l'apporte au milieu du groupe, heureuse de sa trouvaille. «Il me semble qu'on a assez bu pour aujourd'hui», suggère Geneviève. Mais Régine n'est pas d'accord: «Voyons donc! Quand le vin est tiré, il faut le boire...»

Le premier problème avec l'alcool, c'est d'ignorer qu'on en a un. D'ailleurs, quand on boit trop, on est souvent le dernier à s'en apercevoir. Pourtant, certains indices parlent d'eux-mêmes: les remarques de l'entourage et la quantité d'alcool ingurgité chaque semaine.

Boire beaucoup, cela veut dire deux consommations par jour pour une femme (vin, bière ou spiritueux) et trois pour un homme, soit 21 par semaine. Ce n'est pas énorme, et bien des gens ne se doutent pas qu'ils font eux-mêmes partie de ceux qui exagèrent. C'est le cas de Régine, qui ne ressemble pas le moins du monde à une alcoolique. Elle ne boit que quand l'occasion se présente; seulement, l'occasion se présente souvent... Le midi, c'est souvent un quart de rouge et au «5 à 7», un petit apéro. Quand elle sort le soir pour aller au cinéma ou rencontrer des copains, elle ne se prive pas d'une bière ou deux. Non, ce n'est pas beaucoup... pourtant c'est déjà trop!

La dépendance à l'alcool peut survenir plus rapidement qu'on ne le croit dans les cinq années qui suivent le début de ce type de consommation. Heureusement, apprendre ou réapprendre à boire de façon raisonnable, cela se fait quand il en est encore temps. La première étape à franchir, c'est de se demander simplement quand et pourquoi on prend de l'alcool.

Le vin est innocent, seul l'ivrogne est coupable, dit l'adage. Il est vrai que le vin, pour ne nommer que celui-là, comporte des qualités indéniables. Il s'agit toutefois de ne pas tomber dans l'excès. Pour y arriver, on peut noter dans un calepin tout ce qu'on prend comme alcool chaque jour. Au bout de quelques semaines, on aura un portrait bien clair de ses habitudes.

Si on s'aperçoit que l'on doit ralentir sa consommation, on pose quelques gestes simples. D'abord, apprendre à dire non; pour s'aider, à certains moments, on choisit des boissons sans alcool. Ensuite, avant même de commencer la soirée, le dîner ou la fête, on se fixe une quantité limite de verres. Autrement, il est trop facile d'oublier ses résolutions. On pourra, de plus, décider à l'avance du temps qu'on prendra pour boire ou encore limiter les occasions à des circonstances précises.

Apprendre à boire, c'est justement ne pas avoir à s'arrêter, ne pas devoir s'obliger à l'abstinence. De surcroît, on s'aperçoit fréquemment que boire moins, cela permet de goûter aux plaisirs de la qualité plutôt qu'aux méfaits de la quantité!

LES CHICANES DE COUPLE

La fête achève. On dégage la table pour redonner à la pièce son air de salle de réunion. Tout le monde s'attarde, bavardant calmement autour de ce qu'il reste d'alcool. Tout le monde... sauf Robert. «Je dois m'en aller tout de suite, dit-il un peu nerveux, sinon il va y avoir de la chicane ce soir. Ma blonde et moi, depuis un bout de temps, on ne peut plus se parler sans se chamailler; alors si je ne veux pas que la poudrière explose...»

L'amour tout sucre et tout miel, ça existe... dans les contes de fée. Dans la vraie vie, faire route ensemble, cela veut dire buter contre des obstacles, s'embourber, négocier des virages et reprendre son élan. Les différences de points de vue sont inévitables dans un couple. Et quand les débuts sont passés, ces différences deviennent parfois des défauts bien difficiles à supporter. La vie de couple représente toujours une confrontation entre deux systèmes de valeurs et deux éducations différentes, chaque personne venant d'un monde qui lui appartient. Et on a beau avoir des atomes crochus, il faut accepter l'inévitable désillusion : nul n'est parfait.

Mais il n'est pas nécessaire que la chicane empoisonne la vie à deux. On tente autant que possible d'éviter les scènes; quand elles se produisent, on évite de se laisser aller à des mots qui dépassent la pensée. Quand la langue fourchue se déroule pour atteindre l'ennemi, il est difficile d'oublier ensuite les brûlures qu'elle laisse. Et une scène, cela commence souvent par un détail d'ordre domestique : un tube de dentifrice mal fermé, des poils dans le lavabo, des vêtements qui traînent. Quand une manie agace, il faut d'abord se demander s'il est vraiment utile d'en faire un plat. Bien sûr, ce n'est pas comme cela qu'on lave du linge; bien sûr, je devrais laver le plancher plus souvent; bien sûr, ta mère faisait un meilleur pâté à la viande; bien sûr, ton père savait réparer un lave-vaisselle... Et puis quoi encore?

Si on doit laisser tomber des détails qui, finalement, n'ont pas toujours tant d'importance, cela ne signifie pas pour autant qu'il faille balayer toutes ses rancoeurs sous le tapis. Quand on se sent frustré, blessé, humilié, quand on a l'impression que l'autre marche dans ses plates-bandes avec de gros sabots, il faut le dire! Mais si l'on veut que ce soit vraiment profitable, on doit y mettre la forme et choisir le moment : tout n'est-il pas dans la manière?

Quand on décide de plonger, on s'abstient si possible de juger le partenaire et de sonder les remous de son âme pour mieux le harponner : l'accuser d'être menteur, lui prêter des mauvaises intentions, c'est la meilleure façon pour que l'échange finisse en... queue de poisson. Si les deux parties sont de bonne foi, il y a moyen de se comprendre. C'est souvent une simple question de communication.

On aura plus de succès si on formule ses exigences de façon concrète pour éviter que les problèmes ne se reproduisent ou que la situation ne s'envenime. Et quand la moutarde monte au nez d'un des partenaires, il faut savoir arrêter avant l'escalade. Il faut se souvenir que ce qui est à la base du couple, ce n'est pas toujours l'amour; c'est souvent le respect. Car — comme le dit la chanson — «l'amour c'est comme un jour, ça s'en vient ça s'en va, l'amour...» Le respect, au contraire, est un sentiment qui peut être indéfectible. Il a même toutes les chances du monde de grandir avec le temps!

On doit éviter à tout prix que l'autre ne devienne un ennemi. Car un ennemi dans ses murs, c'est comme un cheval de Troie : une défaite assurée.

LES SEPT PÉCHÉS CAPITAUX

«C'est drôle, fait remarquer Robert, le spécialiste des chiffres. Il y a sept ans que cette boîte a été fondée et il y a sept mois que la patronne a arrêté de fumer. Moi, ça fait sept jours que je suis au régime pour maigrir. Qui dit mieux?» «Nous sommes probablement sous le coup d'un sortilège! répond Michel, mystérieux. Ce fameux chiffre sept, on le retrouve souvent : il y a les sept merveilles du monde, les sept jours qui ont servi à créer l'univers, les sept nains que Blanche-Neige a rencontrés et, dans mon enfance, on nous parlait des sept péchés capitaux...»

Avarice. Colère. Envie. Gourmandise. Luxure. Orgueil. Paresse. Tels sont les sept péchés capitaux qui nous sont parvenus, du fond des premiers siècles de notre ère, comme une liste des pièges à éviter si l'on voulait atteindre la sainteté.

Des listes de péchés capitaux ont commencé à circuler en Europe vers le IVe siècle après Jésus-Christ. Un péché «capital» était alors un péché «important», car il en engendrait d'autres. On parlait aussi volontiers de vertus cardinales, qui avaient autant d'importance dans le bien que leurs vis-à-vis en avaient dans le mal.

C'EST LA FÊTE

Notre époque tient souvent pour des balivernes ces systèmes de péchés et de vertus, qui ressemblent pourtant à s'y méprendre aux codes d'éthique de la psychologie moderne où l'on considère aussi qu'il y a une liste de pièges à éviter si l'on veut atteindre la... santé!

Au XXe siècle, la vertu cardinale entre toutes semble être l'équilibre et la santé mentale. Mais la sainteté des chrétiens et la santé des scientifiques n'auraient-elles pas quelques liens de parenté? En fait, les péchés capitaux nous parlent des grands travers humains, qui ont été et resteront les mêmes, peu importe le pays et l'époque.

L'avarice

«L'avare amasse et le diable se frotte les mains.»

Au Québec, on utilise volontiers le terme «gratteux». Et pour plusieurs Québécoises et Québécois, le modèle par excellence de l'avaricieux, c'est Séraphin Poudrier. Ceux et celles qui ont connu à la télé ce fameux maire des pays d'en haut savent aussi ce que l'avarice peut avoir de nuisible : goût maladif du pouvoir et de la domination, manque de bonté envers son entourage, absence de sens de l'humour, tendance au mensonge. On dit que l'avare crierait famine même sur un tas de blé. Bref, rien qui soit très attirant au premier chef.

Pourtant, l'avarice est un mal répandu. Ce défaut consiste à ressentir un attachement excessif envers l'argent, une passion d'accumuler et de retenir les richesses, un manque criant de générosité. Les avares soutiendront bien sûr qu'il est

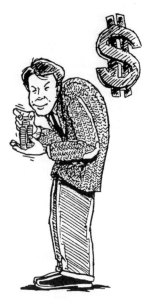

nécessaire de mettre des biens de côté pour éviter qu'ils ne soient gaspillés et ils avanceront avec conviction que les fortunes ne se bâtissent qu'en fuyant l'excès de largesses. Leurs arguments ayant une certaine valeur, on reconnaîtra encore une fois que c'est dans le juste milieu que se trouve la solution.

Mais en quoi l'avarice est-elle un mal? Comme c'est le cas avec les grands défauts, c'est à lui-même que l'avare fait le plus de mal. À force d'accumuler les richesses et de rechercher le pouvoir, il tourne la broche pour les autres. Lui qui ne veut rien donner se vole lui-même et laisse finalement tout le fruit de son labeur à ceux à qui il refuse ses dons. Ne serait-ce qu'à cause de cette contradiction, l'avarice serait déjà au banc des accusés. Mais il y a plus.

L'avarice dénote un manque de détachement vis-à-vis des biens matériels qui relève de l'infantilisme.

L'enfant éprouve un sentiment de toute-puissance, car il distingue mal le monde intérieur du monde extérieur; il croit facilement que ses possessions font partie de lui. Ce sentiment tend à diminuer à mesure qu'il est confronté à la réalité. L'enfant apprend peu à peu à séparer son moi des objets extérieurs. Chez quelques-uns cependant, l'acquisition passionnée de biens matériels renforce le sentiment irréel de la puissance. Ceux-là n'arrivent pas à comprendre que le monde a son existence propre et n'est pas relié à l'existence du moi. C'est le cas des avaricieux. Comme les enfants, ils prêtent aux objets extérieurs la propriété magique de faire partie d'eux-mêmes. Ils continuent à croire que plus ils posséderont, plus ils existeront.

Le mot «avarice» a une connotation ancienne, comme si ce défaut avait disparu de nos moeurs. Il suffit pourtant de le remplacer par «mesquinerie» pour qu'il prenne une toute nouvelle dimension. Et, hélas, les gens mesquins continuent aujourd'hui comme hier à faire partie de la grande comédie humaine...

La colère

«Trois choses font connaître l'homme : la bouteille, la bourse et la colère.»

Il est normal de ressentir de la colère à l'occasion. Le problème vient du manque de maîtrise de cette émotion et des comportements violents qu'elle engendre. La faute consiste en fait à donner à la colère une place démesurée. En se fâchant, certains ont l'impression de se sentir moins vulnérables, d'autres ont le sentiment d'exister. Et tous révèlent une partie d'eux-mêmes en se fâchant. La colère est très révélatrice. Mais il y a différentes manières de voir et de vivre la colère.

Dans le Japon médiéval, les chevaliers japonais (les samouraïs) devaient obéir au Bushido, une espèce de code d'éthique du guerrier. Les samouraïs furent des guerriers d'une efficacité légendaire. Or, cette efficacité au combat s'appuyait sur des règles morales très strictes, notamment en ce qui concerne la colère. Dans l'esprit du Bushido, un samouraï qui allait au combat animé de colère ou de haine se déshonorait, car il s'éloignait de sa mission de guerrier. Son noble combat s'avilissait; ses homicides devenaient de vulgaires meurtres.

Par ailleurs, n'avons-nous pas tous gardé souvenir d'une célèbre et «sainte» colère? Ce sentiment prenait alors une dimension de justice. Pour Jésus, les marchands du temple étaient des intrus qui avaient envahi un espace sacré; ils devaient être immédiatement chassés, au vu et au su de tous.

En fait, on peut comparer la colère à un système d'alarme qui viserait à protéger l'intégrité de notre territoire contre une intrusion, ou de nos valeurs contre une effraction. Le bruit plus ou moins fort, plus ou moins strident qu'émet alors le système vise à intimider les intrus, tout autant qu'à avertir les gardiens que quelque chose d'inacceptable est en train d'être perpétré.

Tout comme un système d'alarme, notre colère peut toutefois se dérégler. Elle se déclenche alors pour un rien. Il arrive aussi que l'on compose en pure perte le code servant à la désarmer : rien à faire, le système ne peut plus s'arrêter. La défectuosité peut aussi être d'un autre ordre : il arrive en effet que le système ne fonctionne plus du tout! Mais quel que soit le dérèglement, il faut y voir.

Dans certains cas, la colère est une réaction à la souffrance. L'adulte accompli ne souffre plus lorsqu'il constate à quel point son pouvoir est restreint. La peine que l'enfant a ressenti lors de cette découverte fondamentale s'est atténuée peu à peu devant l'inéluctable : nous ne sommes pas omnipotents; c'est là le lot des humains et personne n'y peut rien. L'adulte qui n'accepte pas cette fatale réalité démontre en fait qu'il refuse son état et qu'il lui manque une maturité essentielle. L'agressivité découle souvent du refus de cette réalité.

Dans le bouddhisme Zen, on considère que la souffrance est normale mais qu'il faut la combattre. Pour y arriver, on suggère de se débarrasser des frustrations car elles sont causes de toutes douleurs. On a identifié quatre frustrations de base : ne pas obtenir ce que l'on veut (de la reconnaissance, une promotion, des concessions, des faveurs); obtenir ce que l'on ne veut pas (des reproches, des critiques, des exigences); perdre ce que l'on voudrait garder (un être cher, une image, une situation sociale, des avantages matériels); enfin, garder ce que l'on veut perdre (du poids, des travers personnels, des obligations, des mauvais souvenirs). La sagesse consiste à identifier ces frustrations et à les surmonter.

La colère est bien mauvaise conseillère. C'est là un de ses inconvénients majeurs. On dit qu'agir dans la colère, c'est comme s'embarquer durant la tempête. Il n'est donc pas recommandé de se fier à cette émotion passagère.

Qui ne connaît pas de personnes qu'on dit «susceptibles» ou «soupes au lait»? Chez ces gens-là, la colère prend des proportions inutiles. Tout se passe comme si on égratignait, plus ou moins par inadvertance, une blessure mal cicatrisée. La personne en éprouve une douleur ayant peu de rapport avec l'importance du geste posé. Comme il est difficile pour elle d'admettre qu'elle est vulnérable, elle tentera de justifier son agressivité en l'imputant entièrement à ce qui vient de lui être fait.

Ces gens, de toute évidence, manquent d'assurance sur le plan affectif. Chez certains, la colère est une façon de vérifier la solidité de l'amitié que les autres leur portent. Leur attitude signifie alors : «Si tu m'aimes même quand je suis en colère, c'est que tu m'aimes vraiment.» D'autres utilisent la colère comme prétexte pour éloigner les indésirables ou du moins celles et ceux qui ne respectent pas leur solitude. La colère signifie alors : «J'ai besoin d'une bonne raison pour te tenir à distance, et comme il n'y en a pas, je vais en inventer une.» Ces manières d'utiliser la colère sont malsaines parce qu'elles cachent autre chose.

Dans le langage de la psychologie scientifique actuelle, on ne parle plus de colère; on parle plutôt d'agressivité et de problèmes de contrôle de soi. Cependant, tous ces termes renvoient à une même disposition de la personnalité.

Quel que soit le mot pour le dire, il est toujours essentiel de vérifier si le sentiment qui monte comme une vague bouillante a la fonction qu'il prétend avoir. Pour cela, il s'agit de s'observer honnêtement. On doit se demander quel est l'objet réel de son émoi, s'interroger à savoir s'il est à la mesure de l'enjeu et s'il permet vraiment de restaurer un équilibre.

Colère... agressivité... sentiment de perte de maîtrise... désordre de l'expression... Il s'agit toujours d'une émotion servant de système d'information et d'outil de communication. On l'utilise sainement quand on écoute ce qu'elle transmet et qu'on s'en sert pour mieux se connaître soi-même. Il s'agit ensuite de l'exprimer de façon à restaurer ou à maintenir un équilibre avec les autres.

L'envie

«Envieux meurt, mais envie ne meurt jamais.»

L'écrivain français Beaumarchais décrivait l'envie comme une dame ayant «les doigts crochus, le teint pâle et livide». Possible en effet qu'on ait affaire à une telle diablesse! Car l'envie est comme un ver qui ronge, une carie qui perce; c'est un sentiment tortueux qui empoisonne toute réalité. Être envieux, c'est reprocher aux autres d'être ce que l'on n'est pas ou de posséder ce que l'on ne possède pas. Avouer de l'envie, c'est avouer une faiblesse.

Tout le monde éprouve ce sentiment à un moment ou l'autre, mais peu de gens l'admettent. L'envie pousse à l'ombre; c'est un sentiment fort désagréable, comme tous les péchés capitaux. Tristesse, irritation et haine, voilà les couleurs de l'envie.

Ce sentiment est parfois passager, comme une crampe de l'ego. Mais il arrive aussi parfois qu'il s'installe et s'immisce de façon insidieuse et déforme la façon de voir les choses.

Il ne faut pas confondre jalousie et envie. L'une s'applique aux gens, l'autre aux choses. On est jaloux quand son conjoint aime quelqu'un d'autre. On est envieux quand la fortune du voisin fait mal. La célébrité, la richesse, la beauté, voilà ce qui suscite le plus fréquemment l'envie. Pourquoi? Peut-être parce qu'on n'a pas compris que l'essentiel est invisible pour les yeux...

Que faire? Il faut prendre l'envie pour ce qu'elle est, c'est-à-dire un signal d'alarme. Les crises d'envie correspondent toujours à des moments où l'on se dévalorise, où ses propres valeurs sont devenues floues et où l'on recherche à l'extérieur de soi les sources de sa propre identité. On se sent petit, sans importance, on ne se trouve pas assez beau, brillant, riche ou fort. On est tenté de haïr celui ou celle qui représente tout cela. Alors il faut en parler. Car si l'envie pousse à l'ombre, elle mourra au grand soleil.

La gourmandise

«Les gourmands creusent leur fosse avec leurs dents.»

On est ce que l'on mange. Qu'il s'agisse des plantes, des animaux ou des humains, tous les organismes vivants fonctionnent ainsi. Et c'est tant mieux. Seulement chez les humains, cette fonction de survie a été élevée au rang d'une expérience sensuelle et sociale très importante. La gastronomie est un art, une science, une esthétique. L'art de la table comprend aussi l'art de la rencontre, de la fête, de la conversation. C'est tout un programme! Encore faut-il savoir le gérer.

Ce que l'on mange a tant d'importance qu'il n'existe pas une religion, une sagesse, un code de vie spirituelle qui ne suggère ses lignes de conduite en ce qui concerne l'alimentation. Chrétiens, Juifs, Musulmans ou Indiens d'Amérique, tous ont pensé que l'âme placée au milieu du corps avait besoin d'une saine alimentation pour monter vers son dieu.

Les désordres de l'alimentation, au contraire, semblent réduire ces envolées. Les gourmands ont toujours tort, comme les absents. Si la gourmandise est un péché et plus encore, un péché capital, c'est qu'elle se ment sur sa nature. Elle camoufle des carences sur le plan affectif, des insatisfactions, des défaites, des humiliations. Elle vient combler un sentiment de vide, un manque de tendresse; elle adoucit les frustrations, camoufle la colère et les échecs. En fait, le gourmand ressent la faim *au lieu* de ressentir ses émotions.

Ces erreurs d'interprétation mènent à de tristes maladies de l'appétit. Boulimie et anorexie sont deux visages d'une même réalité et d'un même manque d'amour pour soi-même et pour la vie. La personne boulimique mange trop, trop vite et, souvent, va même jusqu'à se faire vomir pour rétablir un semblant d'équilibre. L'anorexique mange trop peu et se prend de haine pour ces aliments qui la maintiennent en vie.

Bien se connaître soi-même, identifier ses émotions et ses frustrations, exprimer par la parole les angoisses qui minent, c'est un pas vers la solution.

Ici comme ailleurs, c'est l'équilibre qui est recommandé. Ni trop ni trop peu, voilà le mot d'ordre...

La luxure

«Réduis tes désirs et tu augmenteras ta santé.»

La luxure est la recherche effrénée des plaisirs sexuels. C'est la manifestation d'un désir envahissant, qui s'empare d'une personne et emporte sa raison. C'est le narcissisme de Don Juan et de Casanova qui cherchent à séduire sans s'ouvrir vraiment à l'autre. C'est le goût de la conquête pour la conquête, l'utilisation du désir comme d'une arme de pouvoir.

Avec la luxure, impossible d'explorer franchement ses émotions. Car cette quête effrénée du plaisir coupe la vue, met des oeillères, dévore l'énergie du chasseur ou de la chasseresse...

Bien sûr, il est loin le temps où l'on voyait d'un mauvais oeil les gens qui admettaient leur plaisir dans la sexualité. La psychologie a trop révélé l'importance des pulsions sexuelles pour que l'on condamne l'expression de cet aspect de la vie. Mais la psychologie a *aussi* mis en lumière le fait que certaines émotions en camouflaient d'autres. Quand le désir est pris pour ce qu'il est, il ne nuit pas. C'est quand il sert de paravent à d'autres émotions qu'il compromet l'épanouissement personnel et la communication. La luxure, ce mot qui sonne un peu démodé, désigne peut-être une réalité bien actuelle.

C'EST LA FÊTE

L'orgueil

«Orgueil n'a pas bon oeil.»

L'orgueil est une passion. C'est la passion de soi-même. L'orgueilleux a une opinion très avantageuse de sa valeur personnelle, opinion souvent exagérée d'ailleurs et qui s'exprime aux dépens d'autrui. Comme tous les péchés capitaux, l'orgueil donne naissance à d'autres défauts : arrogance, opiniâtreté, égocentrisme. De plus, il peut prendre différentes formes : une certaine fausse modestie par exemple...

Dans les cultures traditionnelles de l'Orient, l'humilité est considérée comme une des principales manifestations d'une conscience transcendante. «Celui qui sait ne parle pas, celui qui parle ne sait pas», dit-on avec sagesse. Ceux et celles qui savent vraiment, savent surtout qu'une chaussure trop grande fait trébucher et que la grenouille, quand elle a voulu se faire aussi grosse que le boeuf, s'enfla si bien qu'elle creva...

Les apparences sont souvent trompeuses! On croit parfois que l'arrogance et l'orgueil reflètent une inébranlable confiance en soi. Pourtant, c'est la plupart du temps le contraire qui se produit. La susceptibilité des orgueilleux et des arrogants dévoile ce que les psychologues appellent la vulnérabilité narcissique.

L'orgueil vient aussi, quelquefois, empoisonner la vie des gens animés d'un trop grand désir de perfection appliqué... aux autres! L'orgueilleux ou l'orgueilleuse se dit que ses proches sont le reflet de sa propre valeur et cette conviction l'amène à devenir tyrannique. Sous couvert de vouloir le bien de son entourage, il se met à agir comme un despote. Il ou elle construit alors, plus ou moins consciemment, une liste de choses à «corriger», espèce d'agenda inépuisable de reproches adressés aux autres : «Pourquoi ne lis-tu pas davantage, ça t'éviterait d'avoir l'air sot quand les gens parlent de littérature!», «J'ai horreur que tu m'embrasses quand on est avec des gens, je ne veux pas qu'on croie que je suis ta chose...».

Pour laisser respirer les autres, il importe d'être en paix avec soi-même. Pour connaître cette paix, on doit d'abord développer la *confiance en soi*, c'est-à-dire cette certitude que l'on peut réaliser des choses avec succès; la confiance est alors justifiée par des réalisations personnelles. On doit ensuite avoir de l'*estime de soi*, c'est-à-dire une conviction profonde d'avoir de la valeur, celle-ci n'étant pas liée aux succès ou aux échecs. L'estime de soi est fonction de ce que nous sommes plutôt que de ce que nous faisons. Enfin, la paix du coeur découle aussi d'une certaine *force*, d'une grandeur d'âme qui cherche à s'élever. Confiance, estime et magnanimité, voilà quelques éléments d'une âme heureuse.

La paresse

«Par la rue de Plus-tard, on arrive à la place de Jamais».

La paresse est un goût marqué pour l'oisiveté, cette «mère de tous les vices». On l'accusait auparavant d'être l'atelier du diable, l'oreiller de la diablesse. Les points de vue ont quelque peu changé depuis l'avènement de la psychologie.

C'EST LA FÊTE

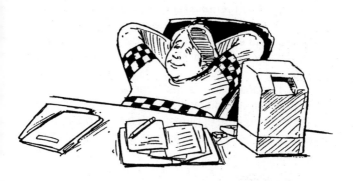

On a maintenant mis en lumière le fait que la paresse est une déformation de l'idée du repos. Les gens paresseux se laissent envahir par l'inaction; ils perdent la motivation de travailler pour améliorer leur sort et remettent constamment à plus tard le moment de s'y mettre. Ils ne font pas ce qu'ils doivent faire au moment où ils devraient le faire, oubliant souvent que d'autres auront à payer la note pour leurs négligences. En fait, ils manquent d'amour pour la vie...

On est plus clément de nos jours envers la paresse, car on sait qu'il y a des causes à tout. Mais on continue de la voir comme un obstacle majeur au développement de la personne. Que ce soit sur le plan physique, intellectuel ou émotif, la paresse fait du tort.

Comment devient-on paresseux? Pour certains, c'est en constatant qu'il est impossible d'atteindre la perfection. Pour d'autres, c'est en refusant l'autorité et les échéances, ou en résistant de façon passive aux contraintes. La paresse est une démission.

À l'opposé, il y a les hyperactifs, ceux qui n'arrêtent jamais, qui sont allergiques au repos. Ils confondent détente et paresse. Et à force d'être toujours actifs, ils oublient à quel point il peut être nécessaire de savoir s'arrêter. Nécessaire et, de plus, difficile. En effet, certaines pratiques spirituelles de l'Orient permettent de constater à quel point ne rien faire est plus ardu qu'il n'y paraît à première vue. Les personnes qui s'adonnent à la méditation le savent : faire le vide et cesser d'être actif mentalement et physiquement est un but extrêmement difficile à atteindre. Les pensées assaillent le cerveau, insidieuses et incessantes. Ce que l'on a fait, ce que l'on devrait faire, ce que l'on aurait dû faire... C'est tout un apprentissage que de faire taire cette petite voix intérieure!

Mais savoir ne rien faire n'empêche pas le savoir-faire. Seulement, il y a un temps pour chaque chose...

Les sept péchés capitaux, quelle vieillerie dira-t-on! Mais que ce soit à travers la religion chrétienne, musulmane, hindoue ou tibétaine, toutes les époques et toutes les pensées ont cherché, inlassablement, le secret du bonheur. Les sept péchés capitaux, ce sont sept entraves à l'épanouissement personnel. Or, quel que soit le chemin emprunté, il ne faut jamais cesser d'aller à la recherche du bonheur perdu...

ÉPILOGUE

Le bureau est maintenant plongé dans le noir. La fête s'est bien terminée.

Robert a demandé à sa copine de venir le rejoindre. Ils se bécotaient tendrement lorsqu'ils ont finalement quitté le bureau. Quant à Daryelle, son pied va déjà mieux : après deux verres, elle avait même envie de danser! Régine, qui n'a surtout pas le vin triste, est partie retrouver une de ses nombreuses soeurs : elles répétaient ce soir avec la chorale de leur quartier.

Michel n'a eu que le temps de sauter dans un taxi; il tenait à voir un film qui cessera d'être à l'affiche demain. Il a d'ailleurs convaincu Réjean de l'accompagner. «Il faut que j'entreprenne ton éducation», a-t-il dit au jeune homme d'un ton narquois. De son côté, Deborah avait hâte de se retrouver chez elle pour finir de s'installer; elle n'est déménagée que depuis deux semaines...

Geneviève est assise à son bureau, seule dans la pénombre. Elle se sent calme, soudain. Elle est bien entourée ici : il y a du boulot, une bonne équipe et beaucoup d'atmosphère. Tiens! le téléphone

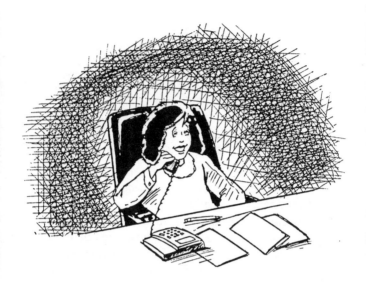

sonne! En décrochant, elle reconnaît cet homme si élégant qu'elle a rencontré l'autre jour à l'école de ses filles et avec qui elle est allée ensuite prendre un café : «Oh oui, dit-elle avec son beau sourire, ça va bien...»

LA SÉRIE
COMMENT ÇA VA?

La série *Comment ça va?* est produite par Jacques Nadeau et Louise Viens, de la maison Idéacom. Fondée en 1973, Idéacom s'est orientée vers la production télévisuelle au début des années 1980. Elle compte à son actif plusieurs émissions de télévision axées sur la vulgarisation d'importantes questions comme la sécurité routière (série *Prendre la route*), l'environnement, la santé (*Comment ça va?*), etc.

En 1990, la série *Comment ça va?* obtenait deux prix Gémeaux, dont celui de la meilleure émission d'information/services. Un tel succès, on le doit principalement au caractère dynamique et innovateur de l'émission. Plutôt que de faire intervenir en studio des spécialistes de la santé, on a mis ces derniers en situation, dans la vie quotidienne. Profondément engagés dans le tournage des émissions, ils sont devenus les principaux acteurs de leurs propres chroniques, maniant humour et simplicité avec le naturel de communicateurs chevronnés.

COMMENT ÇA VA?

On trouvera donc ci-après quelques notices biographiques des chroniqueurs et chroniqueuses de la saison 1991-1992 de la série *Comment ça va?*

Animateur
Alain Poirier, M.D.

Diplômé en biologie de l'Université McGill, le docteur Poirier a fait sa médecine à l'Université de Sherbrooke, où il a également obtenu sa spécialité en médecine interne.

Par la suite, il obtient une maîtrise en santé communautaire et un certificat de spécialiste dans le même domaine à l'Université de Montréal.

Alain Poirier a coordonné le travail de diverses équipes de prévention au Département de santé communautaire (DSC) de l'hôpital Charles-LeMoyne et au Centre de coordination des 32 DSC du Québec. Il est actuellement directeur du DSC de l'hôpital Charles-LeMoyne et professeur adjoint à la Faculté de médecine de l'Université de Sherbrooke.

Chroniqueurs
Donald Allard, pharmacien

Originaire de la Gaspésie, c'est à l'Université de Montréal que Donald a fait ses études en pharmacologie. Il est bachelier de la promotion 1983-1987 et a obtenu son diplôme en pharmacie hospitalière en juin 1988.

En plus de travailler à temps plein à l'hôpital Saint-Luc de Montréal depuis juin 1988, il a pris contact avec le public en pratiquant à temps partiel dans des pharmacies d'officines. Très engagé dans sa profession, il devient, en avril 1989, administrateur de l'Association des pharmaciens des établissements de santé du Québec (A.P.E.S.).

NOTICES BIOGRAPHIQUES

Marie-Dominique Beaulieu, M.D.

Généraliste en pratique active depuis 14 ans, elle exerce à la clinique de médecine familiale de l'hôpital Notre-Dame et est professeure agrégée au Département de médecine familiale de l'Université de Montréal.

Depuis 1983, elle est membre du Groupe de travail sur l'examen périodique créé par le ministère de la Santé et des Services sociaux. Elle est également directrice de la recherche en médecine familiale de l'Université de Montréal.

Hélène Laurendeau, diététiste

Diplômée en nutrition, elle a terminé une maîtrise en épidémiologie à l'Université McGill. Elle collabore depuis plusieurs années aux affaires de la Corporation professionnelle des diététistes du Québec et de la *Society for Nutrition Education.*

Elle a rédigé une série de livres intitulés *Menus des quatre saisons* avec un chef cuisinier et une spécialiste de la gastronomie.

Elle travaille comme consultante pour Participaction et collabore comme chroniqueuse hebdomadaire aux nouvelles de Radio-Canada (l'édition magazine).

Danielle Perreault, M.D.

À 19 ans, Danielle Perreault, qui n'est pas encore médecin, enseigne au Togo. À son retour au pays, elle fait un baccalauréat en anthropologie. Puis elle retourne en Afrique, au Ghana cette fois, et revient au pays pour faire sa médecine à McGill. Reçue médecin, elle retourne en Afrique, en Guinée-Bissau, pour travailler en santé primaire.

Revenue au Canada, elle pratique la médecine, d'abord dans une réserve indienne cri au Manitoba, puis en Gaspésie. Danielle est maintenant omnipraticienne au

CLSC Saint-Hubert, une unité de médecine familiale rattachée à l'Université de Montréal.

Marie-Ève Renaud, éducatrice physique

Cette athlète passionnée détient un baccalauréat en éducation physique et une maîtrise scientifique en psychologie du sport de l'Université de Montréal. Elle agit comme consultante en activité physique pour plusieurs magazines et organismes privés.

Elle possède plus de trois années d'expérience télévisuelle à titre de chroniqueuse de forme physique et de santé. Elle a entre autres participé à l'émission *Coup de pouce* à Quatre-Saisons et a fait plusieurs promotions et consultations sportives à la télévision interactive de Vidéoway.

Depuis plus d'un an elle est l'éditrice et la directrice du magazine spécialisé en entraînement physique *VO2*.

Johanne Salvail, infirmière

Infirmière «soignante», elle travaille surtout dans des unités spécialisées : soins intensifs, urgence et Centre des grands brûlés de l'Hôtel-Dieu de Montréal.

Infirmière «enseignante», elle devient monitrice à la formation où elle donne des programmes d'enseignement général et spécialisé aux infirmières de l'Hôtel-Dieu de Montréal.

Infirmière «étudiante», elle poursuit, en même temps que ses diverses fonctions, des études en gestion à l'Université de Montréal et obtient en juin 1990 un baccalauréat en sciences.

Finalement, infirmière «gestionnaire» depuis le printemps 1989, elle occupe d'abord le poste de chef du service central de stérilisation à l'Hôtel-Dieu de Montréal et, depuis peu, celui de chef de l'unité de soins du Centre des grands brûlés.

NOTICES BIOGRAPHIQUES

Diane Vachon, chirurgienne-dentiste

Diane Vachon s'est intéressée, lors de ses études en médecine dentaire, à l'odontologie judiciaire. Grâce à cet intérêt, elle deviendra, à 25 ans, la première femme consultante dentaire au pays.

Conférencière à ses heures, elle siège à l'exécutif de l'Association des consultants dentaires canadiens, et se partage entre sa pratique privée, son rôle d'examinatrice (Ordre des dentistes et Bureau national du Canada) et la présidence de Prodenco inc., une firme d'expertise dentaire et de consultation en assurance dentaire.

INDEX

INDEX